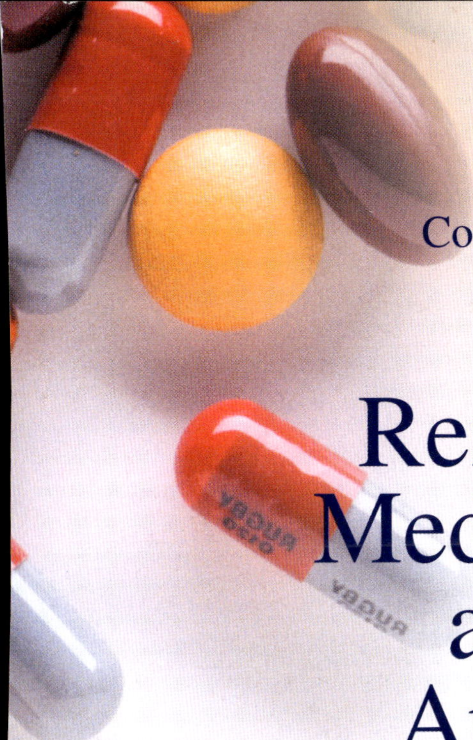

Constanze Schäfer

Rezeptfreie Medikamente aus der Apotheke

So helfe ich mir selbst

Mosaik

INHALT

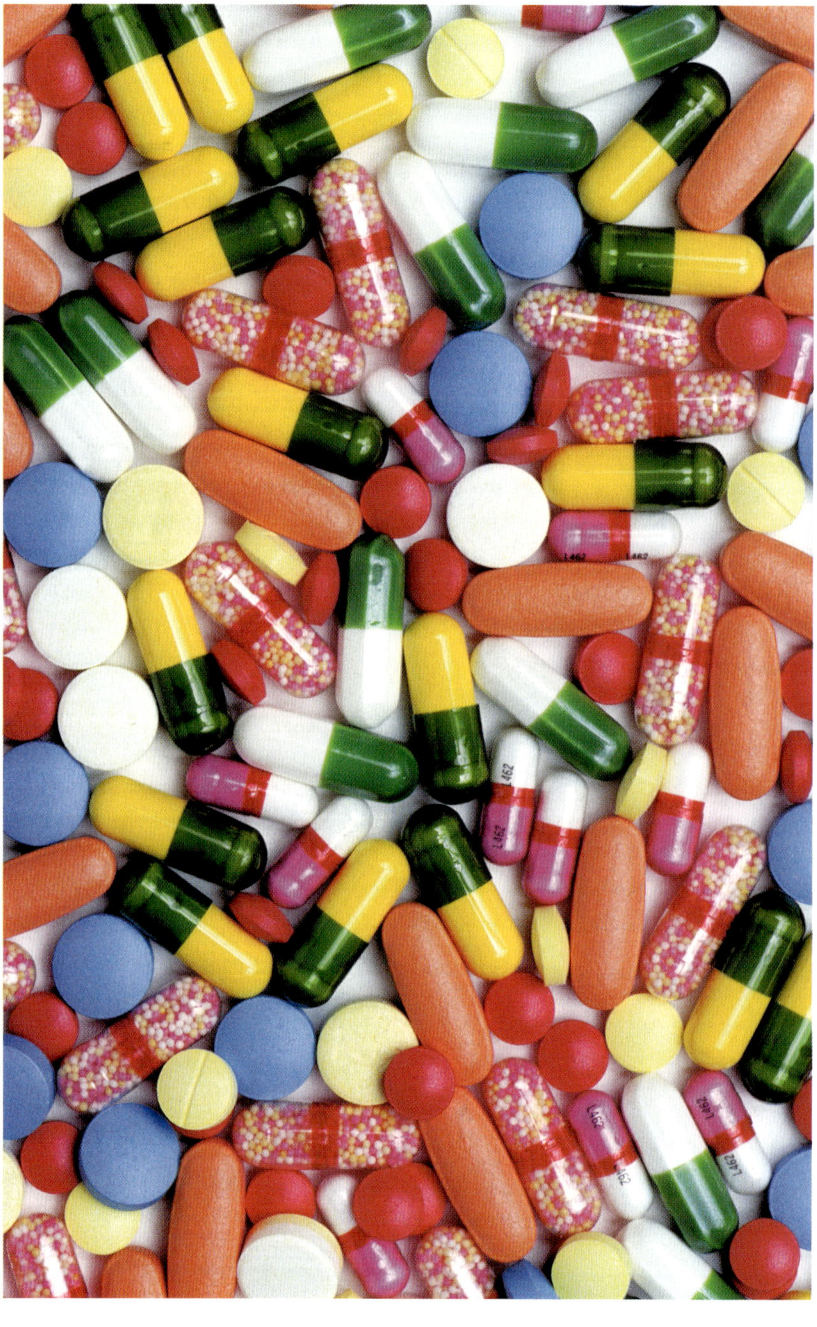
L462

Vorwort

Immer mehr Menschen gehen bei gesundheitlichen Beschwerden nicht zum Arzt, sondern besorgen sich Arzneimittel aus der Apotheke. Diese Selbstmedikation erfordert einiges an Wissen und die Bereitschaft, für sich selbst Verantwortung zu übernehmen. Dieses Buch soll Ihnen helfen, das richtige rezeptfreie Medikament für Ihr Gesundheitsproblem zu finden. Bei vielen Erkrankungen sind auch pflanzliche oder homöopathische Arzneimittel aufgeführt. Ergänzt werden die Arzneimittelempfehlungen durch Tipps, welche Maßnahmen zur Selbstbehandlung Sie sonst noch ergreifen können, und in einigen Fällen finden Sie Adressen von Selbsthilfegruppen oder von Organisationen, bei denen Sie ausführliche Informationen erhalten.

Wie können Sie dieses Buch nutzen?

Nutzen Sie die Beratung in der Apotheke

Zu Beginn der meisten Kapitel haben Sie die Möglichkeit, einen Test zu machen, der Ihnen hilft, Ihre Beschwerden richtig einzuordnen. Die Fragen ähneln denen, die Ihr Apotheker in einem Beratungsgespräch stellt. Alle Fragen des Tests können Sie mit »ja« oder mit »nein« beantworten. Bei jeder Antwort finden Sie entweder den Hinweis, dass eine weitere Frage beantwortet werden soll, um Ihre Beschwerden genauer einzuschätzen, oder Sie werden auf den Abschnitt des Kapitels oder auch auf ein anderes Kapitel verwiesen, in dem Sie am besten weiterlesen. Hier sind dann jeweils besonders empfehlenswerte und bewährte, in der Regel auch gut verträgliche Arzneimittel zusammengestellt.

Wenn Sie bereits wissen, um welche Erkrankung es sich bei Ihnen handelt, können Sie natürlich auch direkt im entsprechenden Kapitel des Buches nachschlagen.

Halten Sie sich stets an die empfohlene Dosierung

Die Beratung in der Apotheke sollten Sie dennoch stets nutzen, vor allem wenn Sie sich hinsichtlich Ihres Gesundheitsproblems nicht sicher sind. Müssen Sie ständig bestimmte Arzneimittel einnehmen, so fragen Sie Ihren Apotheker außerdem, ob sich die zusätzlich notwendigen Medikamente mit den vom Arzt verordneten Mitteln vertragen. Wenn beispielsweise Marcumar zur Blutverdünnung eingenommen wird, sind Schmerzmittel wie Azetylsalizylsäure (ASS/Aspirin) ungeeignet. Ihr Apotheker kann Ihnen bei Bedarf ein »passendes« Medikament empfehlen.

Wann sollten Sie auf jeden Fall zum Arzt gehen?

Im Zweifel immer zum Arzt!

Die Selbstmedikation hat ihre Grenzen. In jedem einzelnen Kapitel wird darauf hingewiesen, wann Sie auf jeden Fall den Arzt aufsuchen sollten. Ganz allgemein gilt das

- bei allen unklaren Beschwerden, die länger als zwei Tage anhalten oder sehr häufig immer wieder auftreten,
- wenn sich die Beschwerden verschlimmern und sich Ihr Zustand verschlechtert,
- bei Kindern unter sechs Monaten,
- bei Kindern zwischen sechs Monaten und etwa drei Jahren, wenn die Beschwerden nicht eindeutig sind – kleine Kinder können Schmerzen oder Unwohlsein noch nicht beschreiben,
- bei Schwangeren, wenn sich die Erkrankung nicht innerhalb von zwei Tagen bessert, und immer, wenn Fieber auftritt.

Besonders vorsichtig sein sollten außerdem chronisch Kranke oder Personen, die zahlreiche Medikamente einnehmen müssen. In diesen Fällen muss für die Selbstmedikation unbedingt in der Apotheke abgeklärt werden, ob die verschiedenen Medikamente gleichzeitig eingenommen werden dürfen.

Auch eine Reihe von Tests bieten die Apotheken an. So können Sie Ihren Blutdruck messen oder verschiedene Blutwerte bestimmen lassen. Schlagen Sie im Anhang nach, um die bei Ihnen gemessenen Werte mit den Normalwerten zu vergleichen. Im Anhang finden Sie außerdem Hinweise zum Umgang mit den verschiedenen Arzneiformen sowie eine Liste der Giftnotrufzentralen Deutschlands. Am besten markieren Sie die für Sie zuständige Zentrale, dann müssen Sie im Notfall, wenn es schnell gehen muss, nicht lange suchen.
Für die Dosierung von herkömmlichen Medikamenten und pflanzlichen Arzneimitteln halten Sie sich bitte an die Angaben im Beipackzettel. Hinweise zur Dosierung von homöopathischen Arzneimitteln finden Sie auf dieser Seite unten.

Einige Anmerkungen zur Homöopathie

Die Behandlung von Erkrankungen mit homöopathischen Mitteln erfordert große Erfahrung. Sehr häufig werden in diesem Buch so genannte Komplexmittel (KM) empfohlen, die sich aus mehreren Bestandteilen zusammensetzen. Diesen Bestandteilen ist gemeinsam, dass sie zum einen in ihrem Wirkungsbild ähnlich ausgerichtet sind und zum anderen bei vielen Patienten erfolgreich ansprechen. Deshalb sollten Sie, wenn Sie mit den vorgeschlagenen Einzelmitteln (EM) keinen Erfolg haben, auf Komplexmittel zurückgreifen.

Bei der Behandlung mit homöopathischen Mitteln können sich Beschwerden zunächst kurz verschlimmern

Homöopathische Arzneimittel richtig einnehmen

Dreimal täglich eine Tablette oder fünf bis zehn Tropfen oder zehn Globuli (Streukügelchen) einnehmen. Bei akuten Symptomen wie zum Beispiel Fieber kann die Einnahme stündlich erfolgen. Nach dem Verschwinden der Symptome wird das Mittel abgesetzt. Homöopathische Arzneimittel sollten Sie vor dem Herunterschlucken einige Zeit im Mund belassen.

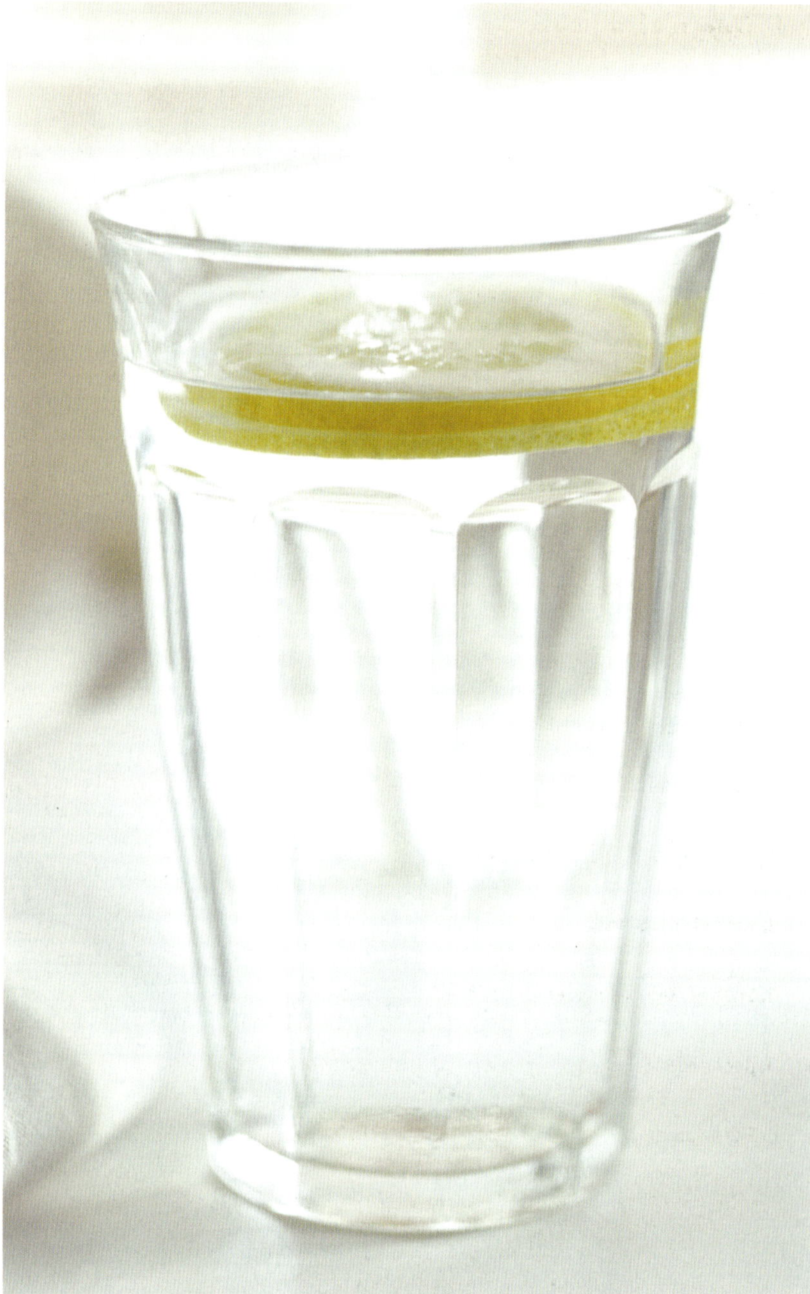

Schmerzen

Schmerzen hat jeder hin und wieder. Die Schmerzen selbst sind keine Erkrankung, sondern immer ein Symptom, ein Warnsignal. Im einen oder anderen Fall lassen sie sich leicht erklären: der brummende Schädel nach durchzechter Nacht, der pochende Finger, den man sich in der Tür eingeklemmt hat. Manche Schmerzen sind schwieriger einzuordnen. So treten Kopfschmerzen manchmal als Folge von Stress und Übermüdung auf. Rheumatische Beschwerden werden unter Umständen durch einen Wetterumschwung ausgelöst.

Welche Beschwerden haben Sie?

1. Kopfschmerzen	nein	❑	weiter: 14.
	ja	❑	weiter: 2.
2. Erkältungssymptome	nein	❑	weiter: 3.
	ja	❑	siehe »Erkältungskrankheiten«
3. Kieferhöhlen schmerzen	nein	❑	weiter: 4.
	ja	❑	Arzt aufsuchen!
4. Stirnhöhlen schmerzen	nein	❑	weiter: 5.
	ja	❑	Arzt aufsuchen!
5. pochender Schmerz	nein	❑	weiter: 6.
	ja	❑	weiter: 12.
6. Schmerzanfälle	nein	❑	weiter: 7.
	ja	❑	weiter: 12.
7. Schmerz auf einer Seite	nein	❑	weiter: 8.
	ja	❑	weiter: 8.

Bei Schmerzen hinter den Augen die Sehschärfe testen lassen!

Welche Beschwerden haben Sie? (Fortsetzung)

8. Schmerz hinter den Augen	nein	❑	weiter: 9.
	ja	❑	weiter: 12.; eventuell Sehschärfe testen lassen
9. lichtempfindlich	nein	❑	weiter: 10.
	ja	❑	weiter: 12.
10. lärmempfindlich	nein	❑	weiter: 11.
	ja	❑	weiter: 12.
11. gleichzeitige Übelkeit	nein	❑	weiter: 12.
	ja	❑	weiter: 12.
12. Blutdruck zu hoch	nein	❑	weiter: 13.
	ja	❑	Arzt aufsuchen!
13. frühere Migräneanfälle	nein	❑	siehe »Kopfschmerzen«
	ja	❑	siehe »Migräne«
14. Knochen/Gelenke schmerzen	nein	❑	weiter: 16.
	ja	❑	weiter: 15.
15. Sind Sie wegen Rheuma, Arthritis, Arthrose in Behandlung?	nein	❑	siehe »Rheumatische Schmerzen«
	ja	❑	siehe »Rheumatische Schmerzen«; beachten Sie dabei auch die Therapievorschläge Ihres Arztes!
16. Nackenschmerzen	nein	❑	weiter: 17.
	ja	❑	siehe »Rheumatische Schmerzen«
17. Bauchschmerzen	nein	❑	weiter: 18.
	ja	❑	siehe »Probleme mit dem Magen«
18. Rückenschmerzen	nein	❑	weiter: 19.
	ja	❑	siehe »Rheumatische Schmerzen«
19. Schmerzen unter den Rippen	nein	❑	weiter: 20.
	ja	❑	Arzt aufsuchen!
20. Schmerzen im Kreuz	nein	❑	weiter: 21.
	ja	❑	siehe »Rheumatische Schmerzen«
21. andere Schmerzen	ja	❑	siehe »Andere Schmerzen«

Kopfschmerzen

Kopfschmerzen zählen zu den häufigsten Alltagsbeschwerden. Kopfschmerzen, die nur gelegentlich auftreten, lassen sich gewöhnlich gut mit Schmerzmitteln behandeln. Leiden Sie jedoch häufig bis täglich unter Kopfschmerzen, sollten Sie unbedingt die genaue Ursache abklären lassen.

Bei ständigen Kopfschmerzen zum Arzt gehen!

Rezeptfreie Medikamente gegen Kopfschmerzen

	Arzneimittel	Homöopathische Mittel
Erwachsene	Paracetamol Ibuprofen ASS/Aspirin (nicht bei Asthmatikern!)	»Kopf platzt«: Iris versicolor D 6 (EM) bei Alkohol/Nikotin: Strychnos nux vomica D 6 (EM) Kopfschmerzen allgemein: Spigelon (KM)
Kinder/ Schwangere/ Stillende	Paracetamol; bei häufigeren Beschwerden Arzt aufsuchen!	Spigelon (KM)

Bei Asthma kein Aspirin!

Darüber hinaus sollten Sie versuchen, die Schmerzen mit anderen Maßnahmen als Schmerzmitteln in den Griff zu bekommen. Sprechen Sie Ihren Arzt in diesem Zusammenhang auf Schmerzsprechstunden oder spezielle Schmerztherapien an.

Schmerzen nicht auf die leichte Schulter nehmen

Wenn Sie den Grund für Ihre Schmerzen kennen, helfen die Arzneimittelempfehlungen und Tipps in diesem Kapitel weiter. Bei Schmerzen, deren Ursache Sie sich nicht erklären können, sollten Sie Folgendes beachten: Schmerzen, die länger als drei Tage unverändert anhalten oder mehr oder weniger regelmäßig und häufig wieder auftreten, sollten mit dem Arzt besprochen werden.

Was können Sie sonst noch tun?

Bei Kopfschmerzen an die frische Luft gehen und viel Mineralwasser trinken

- Trinken Sie reichlich Mineralwasser.
- Versuchen Sie, etwas zu ruhen oder zu schlafen, zumindest sich zu entspannen.
- Ein Spaziergang an der frischen Luft lindert in vielen Fällen die Beschwerden.
- Manchmal hilft eine Tasse Kaffee. Vermeiden Sie jedoch Nikotin und Alkohol.
- Wenn Sie häufiger Kopfschmerzen haben, überprüfen Sie, ob vielleicht Übermüdung oder Stress, ein Wetterumschwung oder zu viel Alkohol und/oder Nikotin die Ursache sein könnte.

Migräne

Migräne – ein heftiger pochender Kopfschmerz, meist auf einer Seite des Kopfes – wird häufig von Schwitzen, Mundtrockenheit, Herzklopfen, Übelkeit, aber auch von Bauchschmerzen und Durchfall begleitet. Vielfach kündigt sich ein Migräneanfall durch Unruhe, Übelkeit oder andere Zeichen an. Dann ist es im Allgemeinen besser, bereits frühzeitig etwas gegen die Schmerzen zu unternehmen.

Was können Sie sonst noch tun?

Migränebrille für einen klaren Kopf

- Während eines Migräneanfalls sollten Sie nichts essen oder trinken.
- Am besten ist es, wenn man sich zurückziehen kann und zu schlafen versucht.
- Wenn Sie häufiger unter Migräne leiden, sollten Sie eine Migränebrille (Apotheke) im Kühlschrank haben. Viele Betroffene empfinden Licht als unangenehm, hier hilft eine dunkle Sonnenbrille.

Rezeptfreie Medikamente gegen Migräne

	Arzneimittel	Pflanzliche Mittel	Homöopathische Mittel
Erwachsene	Paracetamol, möglichst Zäpfchen (eventuell bei Übelkeit eine halbe Stunde vor Einnahme einer Tablette Iberogast-Tropfen einnehmen) Migräne-Kranit N als Zäpfchen	Petadolex	Gelsemium Oligoplex (KM) Spigelia D6 (EM) Aconitum Truw (EM) Hevert Migräne (KM)
Kinder	Bei Verdacht auf Migräne Arzt aufsuchen!		
Schwangere/ Stillende	Paracetamol; bei häufigeren Beschwerden Arzt aufsuchen!	Petadolex	Gelsemium Oligoplex (KM) Spigelia D6 (EM)

- In einigen Fällen haben sich elektrische Impulsgeräte (z. B. von Biolind) bewährt. Dabei werden kleine Elektroden auf die Haut geklebt. Durch einen batteriebetriebenen Impulsgeber werden bestimmte Nerven angeregt und der Schmerz dadurch gelindert. Lassen Sie sich hierzu in der Apotheke oder im Sanitätshaus eingehend beraten.
- Zwischen Nahrungsmitteln, die Tyramin enthalten, und Migräneanfällen werden Zusammenhänge beschrieben: Rotwein, Milchprodukte, Käse, Schokolade, Kakao, Bananen, Avocados, eingelegte Heringe, Tomaten und Nüsse gelten als Migräneauslöser, so genannte Trigger.
- Führen Sie ein Migränetagebuch und halten Sie fest, was Sie 12 bis 16 Stunden vor einem Migräneanfall gegessen und getrunken haben. Vielleicht erkennen Sie auf diese Weise Ihren »persönlichen« Migräneauslöser.

Führen Sie ein Migränetagebuch

- Achten Sie darauf, dass Sie genügend Magnesium zu sich nehmen. Hafer, Grünkern, Reis, Weizenkeime, Sojabohnen, Linsen und Mais sind gute Magnesiumlieferanten. Interessanterweise enthält ein Teil der bekannten Migräne-Trigger sehr viel Magnesium. Spitzenreiter sind Schokolade und Haselnüsse; da aber gleichzeitig deren Tyramingehalt sehr hoch ist, eignen sie sich nicht, um Migräneanfällen vorzubeugen. Sie können auch täglich eine Magnesium-Brausetablette oder ein anderes Magnesiumpräparat einnehmen.

Hilfreiche Adresse

Selbsthilfegruppe für Migräne-Betroffene
Migräne-Liga e. V.
Unter der Ruth 9
65462 Ginsheim-Gustavsburg
Tel. und Fax: 0 61 44/22 11

Rheumatische Schmerzen

Rheumatische Schmerzen aufgrund von Entzündungen in den Gelenken schränken die Beweglichkeit ein und verringern die Lebensqualität.
Wichtig für die Betroffenen ist es, die Schmerzen im Griff zu haben. Die folgenden Medikamente lindern nicht nur die Schmerzen, sondern stoppen auch die Entzündung.

Was können Sie sonst noch tun?

Bei einer Entzündung: Kälte; bei Verspannung: Wärme

- Je nachdem, ob es sich um akute oder chronische rheumatische Schmerzen handelt, hilft Kälte oder Wärme. Kälte lindert die Beschwerden von Entzündungen, die typisch für akute Schmerzen sind; oft sind die Gelenke dann heiß und angeschwollen. Legen Sie Kältepacks (Apotheke), die Sie in ein Handtuch einschlagen, auf die betroffenen Regionen. Leiden Sie nicht unter einer akuten Entzündung, sondern unter Ver-

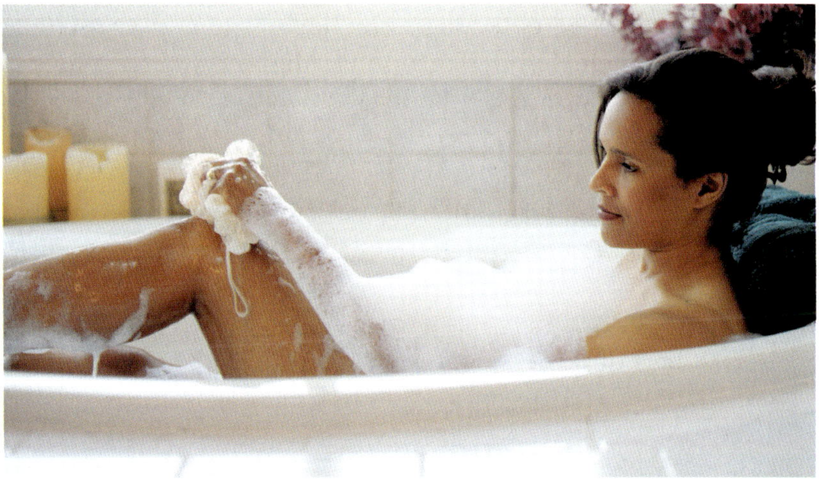

spannungen und chronischen Schmerzen, sind Wärmekissen (Apotheke) geeignet.

➤ Wenn Sie keine Kreislaufprobleme und keinen zu hohen Blutdruck haben, können Sie in einem Erkältungs- oder Rheumabad entspannen.

Rezeptfreie Medikamente gegen rheumatische Schmerzen

	Arzneimittel	Pflanzliche Mittel	Homöopathische Mittel
Erwachsene	Ibuprofen mit 400 mg ASS/Aspirin (nicht bei Asthmatikern!) Voltaren Emulgel Rheumon	Cefatec Assalix	Cefadolor (KM) Rheumaselect (KM) Arthrifid S (KM)
Kinder	Bei rheumatischen Schmerzen, vor allem in Verbindung mit Fieber, Arzt aufsuchen!		
Schwangere/ Stillende	Bei rheumatischen Schmerzen Arzt aufsuchen!		

Mit Kindern bei rheumatischen Schmerzen immer zum Arzt!

Andere Schmerzen

Bei Regelschmerzen schlagen Sie im Kapitel »Beschwerden der Frau« nach. Bei Zahnschmerzen suchen Sie möglichst rasch Ihren Zahnarzt auf. Verwenden Sie bei Zahnweh für die Selbstmedikation ausschließlich Paracetamol oder Ibuprofen.

Rezeptfreie Medikamente gegen andere Schmerzen

	Arzneimittel	Homöopathische Mittel
Erwachsene	Paracetamol Ibuprofen ASS/Aspirin (nicht bei Asthmatikern!)	Homöopathika sind auf spezielle Beschwerdebilder abgestimmt. Für allgemeine Schmerzzustände gibt es keine Empfehlung.
Kinder/ Schwangere/ Stillende	Bei unklaren Beschwerden, die länger als einen Tag anhalten oder häufiger auftreten, Arzt aufsuchen!	

Hilfreiche Adresse

Suchen Sie Rat und Unterstützung in einer Selbsthilfegruppe

Vor allem bei lange andauernden beziehungsweise chronischen Schmerzen, deren Ursache abgeklärt ist, können Sie Unterstützung in einer Selbsthilfegruppe bekommen. Ansprechpartner bei der Suche nach einer Selbsthilfegruppe in Ihrer Nähe sowie für Informationen rund um den Schmerz ist die

Deutsche Schmerzhilfe e. V.
Sietwende 20
21720 Grünendeich
Tel.: 0 41 42/81 04 34
Fax: 0 41 42/81 04 35

Erkältungskrankheiten

Gerade in der nasskalten Jahreszeit ist die Gefahr einer Erkältung groß. Bei Erkältungskrankheiten hat sich die Selbstmedikation durchgesetzt. Die Tipps zur Behandlung der Beschwerden sind vielfältig und reichen von heißer Zitrone, Halswickeln, hohen Dosen an Vitamin C über Erkältungsbäder und Inhalationen bis hin zu Nasentropfen. Welche Behandlung man auch immer bevorzugt: Eine Erkältung dauert sieben bis zehn Tage.

Bei einer Erkältung helfen Hausmittel gut

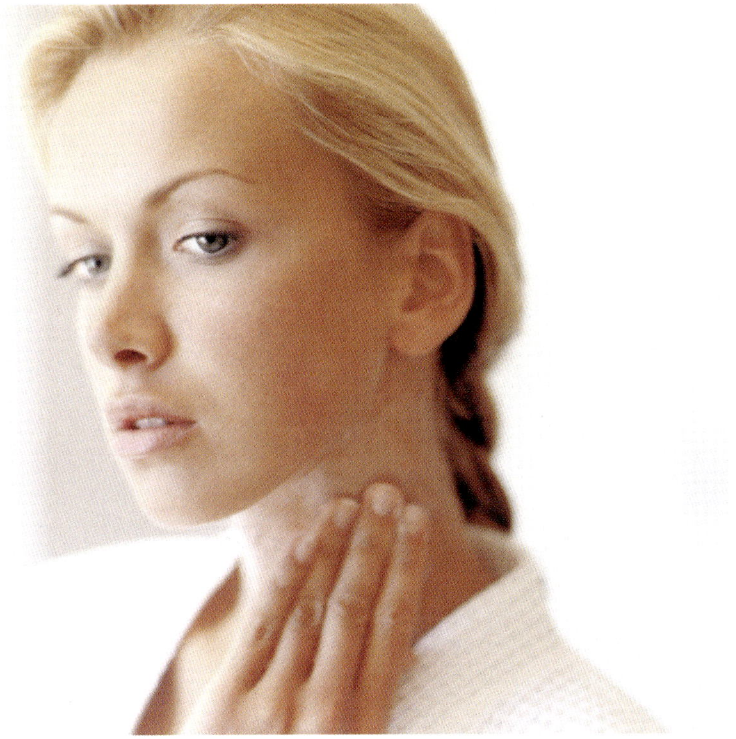

Wenn Atemnot auftritt, sollten Sie zum Arzt gehen

Welche Beschwerden haben Sie?

1. Nase läuft	nein	❑	weiter: 4.
	ja	❑	weiter: 2.
2. dünnflüssig/wässrig	nein	❑	weiter: 3.
	ja	❑	siehe »Allergien«
3. dickflüssig/gelblich	ja	❑	weiter: 4.
4. fest sitzender Schnupfen	nein	❑	weiter: 5.
	ja	❑	weiter: 5.
5. Schluckbeschwerden/ Halsschmerzen	nein	❑	weiter: 10.
	ja	❑	weiter: 6.
6. trockener Hals	nein	❑	weiter: 7.
	ja	❑	weiter: 10.
7. Heiserkeit	nein	❑	weiter: 8.
	ja	❑	weiter: 10.
8. vereiterter Hals	nein	❑	weiter: 9.
	ja	❑	Arzt aufsuchen!
9. seitliche Halsschmerzen	nein	❑	weiter: 10.
	ja	❑	weiter: 10.
10. Husten	nein	❑	weiter: 15.
	ja	❑	weiter: 11.
11. verschleimter Husten	nein	❑	weiter: 12.
	ja	❑	weiter: 14.
12. trockener Reizhusten	nein	❑	weiter: 14.
	ja	❑	weiter: 13.
13. Husten ohne weitere Infektsymptome	nein	❑	weiter: 14.
	ja	❑	Arzt aufsuchen!
14. Atemnot	nein	❑	weiter: 15.
	ja	❑	Arzt aufsuchen!
15. Fieber	nein	❑	weiter: 16.
	ja	❑	weiter: 21.
16. Kopfschmerzen	nein	❑	weiter: 17.
	ja	❑	weiter: 18.
17. Gliederschmerzen	nein	❑	weiter: 18.
	ja	❑	weiter: 19.

Welche Beschwerden haben Sie? (Fortsetzung)

18. Stirnhöhlen schmerzen	nein	❑	weiter: 19.
	ja	❑	Arzt aufsuchen!
19. Kieferhöhlen schmerzen	nein	❑	weiter: 20.
	ja	❑	Arzt aufsuchen!
20. Beschwerden dauern länger als drei Tage	nein	❑	je nach Beschwerdebild siehe »Schnupfen«, »Husten«
	ja	❑	Arzt aufsuchen!
21. Fieber über 39,5 °C	ja	❑	weiter: 22.; siehe »Fieber und Gliederschmerzen«
22. Dauer des Fiebers länger als zwei Tage (Kinder und Schwangere ein Tag)	ja	❑	Arzt aufsuchen!

Heiserkeit

Die Stimmbänder können durch zu viel Reden, anstrengendes Singen, aber auch durch Infekte wie Erkältungen überlastet sein. Dann kommt es zu Heiserkeit, häufig begleitet von einem Kratzen im Hals oder leichterem Hustenreiz. Bei chronischer Heiserkeit muss ärztlich abgeklärt werden, ob Polypen, Stimmbandknötchen oder Wucherungen im Kehlkopf die Ursache sind.

Chronische Heiserkeit muss ärztlich abgeklärt werden

Rezeptfreie Medikamente gegen Heiserkeit

	Arzneimittel	Pflanzliche Mittel	Homöopathische Mittel
Erwachsene/ Kinder	Emser-Pastillen ohne Menthol	Ipalat-Pastillen zuckerfrei	Phosphor Homaccord (KM)
Schwangere/ Stillende		Isla-Moos-Pastillen ohne Menthol	

Was können Sie sonst noch tun?

Bei Heiserkeit viel trinken und lutschen

- Reden Sie möglichst wenig. Flüstern Sie nicht, wenn Sie reden müssen, denn das belastet die Stimmbänder noch mehr.
- Halten Sie den Hals mit einem Schal warm.
- Trinken Sie viel; lauwarmer Tee ist besonders gut geeignet.
- Zusätzlich können Sie zuckerfreie Bonbons lutschen, möglichst ohne Menthol, Pfefferminze oder Eukalyptus. Diese Zusätze sind relativ scharf und reizen die Stimmbänder.

Halsschmerzen

Mit Halsschmerzen beginnt eine Erkältung häufig, manchmal ist dies aber auch das einzige Symptom, das auftritt. Zu unterscheiden sind Schmerzen seitlich am Hals und Schmerzen im Hals. Bei seitlichen Halsschmerzen sind die so genannten Seitenstränge mit betroffen. Hier helfen oft Halswickel.

Rezeptfreie Medikamente gegen Halsschmerzen

	Arzneimittel	Pflanzliche Mittel	Homöopathische Mittel
Erwachsene	Dobendan, bei stärkeren Schmerzen Dolo-Dobendan Neo-Angin zuckerfrei Dorithricin	Ipalat-Pastillen zuckerfrei Isla-Moos-Pastillen ohne Menthol	Angin-Heel SD Tabletten (KM) Meditonsin (KM)
Kinder	Dobendan Neo-Angin zuckerfrei	Ipalat-Pastillen zuckerfrei Isla-Moos-Pastillen ohne Menthol	Angin-Heel SD Tabletten (KM) Meditonsin (KM)

Rezeptfreie Medikamente gegen Halsschmerzen (Fortsetzung)

	Arzneimittel	Pflanzliche Mittel	Homöopathische Mittel
Schwangere/ Stillende	Neo-Angin zuckerfrei	Ipalat-Pastillen zuckerfrei Isla-Moos-Pastillen ohne Menthol	Angin-Heel SD Tabletten (KM) Meditonsin (KM)

Was können Sie sonst noch tun?

Bei Halsschmerzen einen Wickel um den Hals und gurgeln

- Machen Sie einen Halswickel: Ein Leintuch in 22 bis 24 °C warmes Wasser tauchen, leicht auswringen, um den Hals wickeln und einen Schal darumschlagen. Etwa 30 Minuten einwirken lassen. Danach ein Halstuch tragen.
- Gurgeln mit Fertiglösungen, lauwarmem Salbeitee oder Salzwasser kann Halsschmerzen lindern. Wer mag, kann zusätzlich Salbeibonbons lutschen, die es auch zuckerfrei gibt.

Schnupfen

Damit die Nase wieder frei wird, müssen die Schleimhäute abschwellen

Zu Beginn eines Schnupfens ist der Schleim meist hell und dünnflüssig, mit der Zeit verdickt er sich und wird gelblich. Solange der Schleim gut abfließt, machen die Nebenhöhlen keine Probleme. Deshalb sollten Sie bei Schnupfen immer versuchen, den Schleim abfließen oder die Schleimhäute abschwellen zu lassen.

Was können Sie sonst noch tun?

- Trinken Sie reichlich.
- Bevor Sie Nasentropfen oder Nasenspray anwenden, sollten Sie sich schnäuzen; bei Säuglingen und Kleinkindern putzen

Rezeptfreie Medikamente gegen Schnupfen

	Arzneimittel	Pflanzliche Mittel	Homöopathische Mittel
Erwachsene	Nasentropfen/ Nasenspray, z. B. Olynth, Otriven, ratiopharm	inhalieren mit Kamille, Pinimenthol, Soledum o. Ä. Gelomyrtol forte	Nasenspray: Euphorbium compositum (KM) Sinfrontal (KM) Sinupret (KM) Lymphomyosot (KM)
Kinder	Nasentropfen/ Nasenspray für Säuglinge oder Schulkinder, z. B. Olynth, Otriven Emser Sole Nasenspray	inhalieren mit Pinimenthol für Säuglinge; dabei das Wasser max. 60 °C warm und 1 cm Salbenstrang hineingeben	Nasenspray: Euphorbium compositum (KM) Sinfrontal (KM) Sinupret (KM) Lymphomyosot (KM)
Schwangere/ Stillende	Emser Sole Nasenspray	inhalieren mit Kamille oder Soledum	Nasenspray: Euphorbium compositum (KM) Sinfrontal (KM) Sinupret (KM) Lymphomyosot (KM)

Sie vorher vorsichtig mit einem Taschentuch die Nase im vorderen Bereich.

- Wenn durch häufiges Naseputzen die Haut gerötet ist, cremen Sie sie mit einer Fettcreme ein. Eine Feuchtigkeitspflege ist in diesem Fall ungeeignet, sie würde der Haut nämlich noch mehr Fett entziehen.

Husten

Um Husten richtig zu behandeln, ist zwischen trockenem Reizhusten und verschleimtem Husten zu unterscheiden. Bei trockenem Reizhusten muss der Hustenreiz gestillt werden. Dieser Husten geht oft einher mit Heiserkeit und trockenem Hals. Für den verschleimten Husten ist Auswurf typisch. Zur Behandlung werden schleimlösende Arzneimittel verwendet, damit leichter abgehustet werden kann.

Generell sollten Sie bei Husten viel trinken; das befeuchtet die Schleimhäute und lindert den Hustenreiz. Bessert sich der Husten nach drei bis vier Tagen nicht, sollten Sie den Arzt aufsuchen. Er wird Ihnen, falls nötig, ein Antibiotikum verordnen.

Bei Husten reichlich trinken, um die Schleimhäute feucht zu halten

Trockener Husten und Reizhusten – Was können Sie sonst noch tun?

- Bei starken Hustenanfällen lindert Wasserdampf den Reiz. Schließen Sie die Badezimmertür und drehen Sie den Heißwasserhahn der Dusche oder Badewanne voll auf. Der Dampf sorgt für hohe Luftfeuchtigkeit; atmen Sie gleichmäßig und tief.

Wasserdampf lindert den Hustenreiz

Rezeptfreie Medikamente gegen trockenen Husten/Reizhusten

	Arzneimittel	Pflanzliche Mittel	Homöopathische Mittel
Erwachsene	Silomat als Dragees, Tropfen oder Saft Wick Formel 44 Hustenstiller	Ipalat-Pastillen zuckerfrei	Bryonia cretica D6 (EM)
Kinder	Sedotussin als Zäpfchen oder Saft	Ipalat-Pastillen zuckerfrei Monapax-Saft	Bryonia cretica D6 (EM)
Schwangere/ Stillende		Monapax Ipalat-Pastillen zuckerfrei Bronchicum pflanzlicher Hustenstiller	Bryonia cretica D6 (EM)

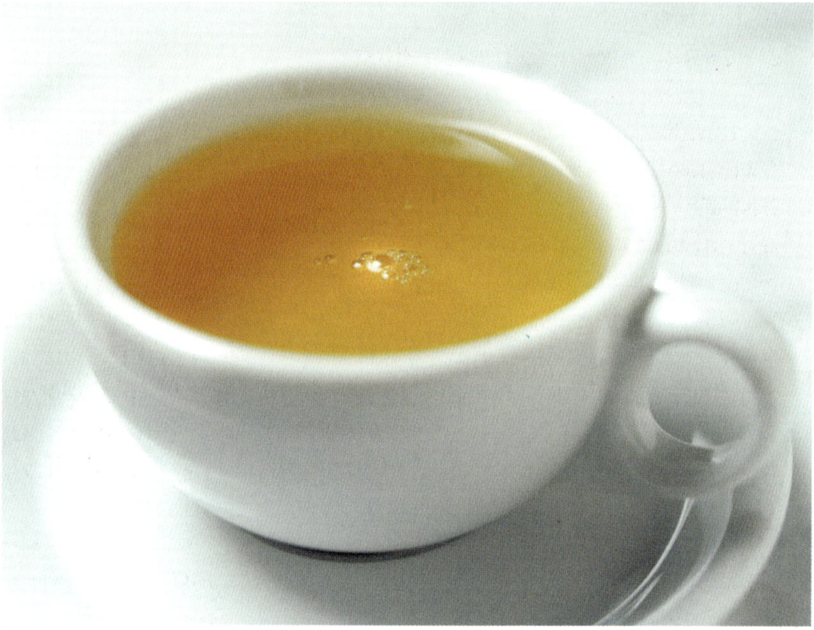

➤ Wenn Sie unterwegs sind, sollten Sie milde Bonbons für Hustenanfälle dabeihaben. Ungeeignet sind aber scharfe Geschmacksrichtungen wie beispielsweise Eukalyptus oder Pfefferminze.

Rezeptfreie Medikamente gegen verschleimten Husten

	Arzneimittel	Pflanzliche Mittel	Homöopathische Mittel
Erwachsene	Ambroxol (gibt es von mehreren Herstellern)	Bronchicum Prospan	Bronchiselect (KM)
Kinder	Ambroxol-Saft	Hedelix Prospan	Bronchiselect (KM)
Schwangere/ Stillende		Bronchicum Prospan	Bronchiselect (KM)

Verschleimter Husten – Was können Sie sonst noch tun?

- Stellen Sie eine flache Schale mit Wasser auf die Heizung (eventuell ein bis zwei Tropfen Thymianöl oder ein bis zwei Esslöffel Kochsalz zufügen). Damit erhöhen Sie die Luftfeuchtigkeit, und die Schleimhäute trocknen weniger aus.
- Sehr hilfreich sind auch Hustentees, von denen Sie mehrmals täglich eine Tasse trinken können. Lassen Sie sich in der Apotheke eine Mischung aus 25 g Fenchel, 25 g Spitzwegerichkraut, 25 g Süßholzwurzel und 25 g Thymian herstellen. Einen Esslöffel dieser Mischung mit einer Tasse kochendem Wasser übergießen, zehn Minuten abgedeckt ziehen lassen, abseihen und trinken.
- Warum nicht einmal Großmutters Rezept gegen Husten ausprobieren: Eine Zwiebel in Ringe schneiden, mit Honig bedecken und über Nacht ziehen lassen. Abseihen und vier- bis fünfmal täglich einen Esslöffel dieser Mischung einnehmen. Der auch in Hustenmitteln oft verwendete Honig hat eine auswurffördernde Wirkung, und die Zwiebel wirkt antibiotisch (nicht für Kinder unter 12 Monaten geeignet!).

Hustentee schmeckt und hilft

Fieber und Gliederschmerzen

Tritt bei einem grippalen Infekt Fieber auf – häufig verbunden mit Gliederschmerzen –, so ist das ein Zeichen, dass der Körper das Immunsystem auf Hochtouren bringen muss. Fieber ist also eine natürliche Abwehrreaktion: Durch den Schüttelfrost zu Beginn eines Fieberschubs leisten die Muskeln Aufheizarbeit, gleichzeitig werden große Mengen an Energie umgesetzt. Die Körpertemperatur steigt. Durch das Ansteigen der Temperatur schlägt das Herz schneller, das Blut fließt rascher durch die Adern, und die im Blut schwimmenden Abwehrzellen greifen die Keime schneller an.

Bei Fieber läuft das Immunsystem auf Hochtouren

Rezeptfreie Medikamente gegen Fieber und Gliederschmerzen

	Arzneimittel	Pflanzliche Mittel	Homöopathische Mittel
Erwachsene	Paracetamol (Tabletten, Zäpfchen) ASS/Aspirin plus C	Phytodolor	Ferrum phosphoricum D6 (EM) Atropa belladonna D6 (EM) Gelsemium sempervirens D6 (EM)
Kinder	Paracetamol (Zäpfchen, Saft); nie ASS/Aspirin o. Ä.!	Phytodolor	Viburcol-Zäpfchen (KM) Ferrum phosphoricum D6 (EM)
Schwangere/ Stillende	Paracetamol	Phytodolor	Ferrum phosphoricum D6 (EM)

Stillende bei Fieber über 39,5 °C unbedingt den Arzt aufsuchen!

Was können Sie sonst noch tun?

Waden- oder Rumpfwickel senken das Fieber

- Bei erhöhter Temperatur oder bei Fieber bis 39 °C können Wadenwickel oder Rumpfwickel das Fieber senken. Dafür tauchen Sie zwei Lein- oder Baumwolltücher in 22 bis 24 °C warmes Wasser, wringen sie leicht aus, wickeln sie um die Unterschenkel, schlagen ein Handtuch darum und decken sich leicht zu. Die Wickel 30 Minuten wirken lassen; sie können mehrfach wiederholt werden. Auch die gleichzeitige Anwendung von fiebersenkenden Medikamenten und Wickeln ist möglich. Trinken Sie außerdem viel, um den Flüssigkeitsverlust auszugleichen.
- Steigt das Fieber über 39 °C, sollten Sie auf jeden Fall eines der oben genannten Arzneimittel anwenden.
- Beachten Sie, dass es bei homöopathischen Mitteln zu einer Erstverschlimmerung – das Fieber steigt weiter – kommen kann, bevor die fiebersenkende Wirkung einsetzt.

Grippaler Infekt

Typisch für einen grippalen Infekt ist, dass Beschwerden wie Fieber, Gliederschmerzen und Schnupfen zusammen auftreten. Hinzu kommen meist allgemeine Abgeschlagenheit, wechselweises Frösteln und Schwitzen sowie Appetitmangel.

Rezeptfreie Medikamente gegen grippalen Infekt

	Arzneimittel	Pflanzliche Mittel	Homöopathische Mittel
Erwachsene	ASS/Aspirin plus C	Phytodolor	Lymphomyosot (KM) Grippheel (KM) Contramutan (KM) Toxiloges (KM) Metavirulent (KM)
Kinder	Paracetamol; nie ASS/Aspirin o. Ä.!	Phytodolor	Lymphomyosot (KM)
Schwangere/ Stillende	Paracetamol	Phytodolor	Lymphomyosot (KM)

Was können Sie sonst noch tun?

- Halten Sie möglichst Bettruhe. Vermeiden Sie auf jeden Fall übermäßige körperliche Anstrengung.
- Nehmen Sie leichte Kost zu sich und trinken Sie reichlich.
- Bei Fieber dürfen Sie kein Erkältungsbad anwenden!

Bei einem grippalen Infekt am besten ins Bett!

Allergien

Eine Allergie ist eine Überreaktion des Immunsystems. Beim Heuschnupfen lösen die Pollen von blühenden Pflanzen eine allergische Reaktion in Augen und Nase aus. Hautallergien wie Ekzeme verursachen einen Ausschlag, der häufig auch mit heftigem Juckreiz einhergeht. Die allergischen Symptome werden vom körpereigenen Stoff Histamin hervorgerufen. Immer wenn ein Allergieauslöser das Immunsystem veranlasst, die Abwehrkräfte zu mobilisieren, wird Histamin freigesetzt.

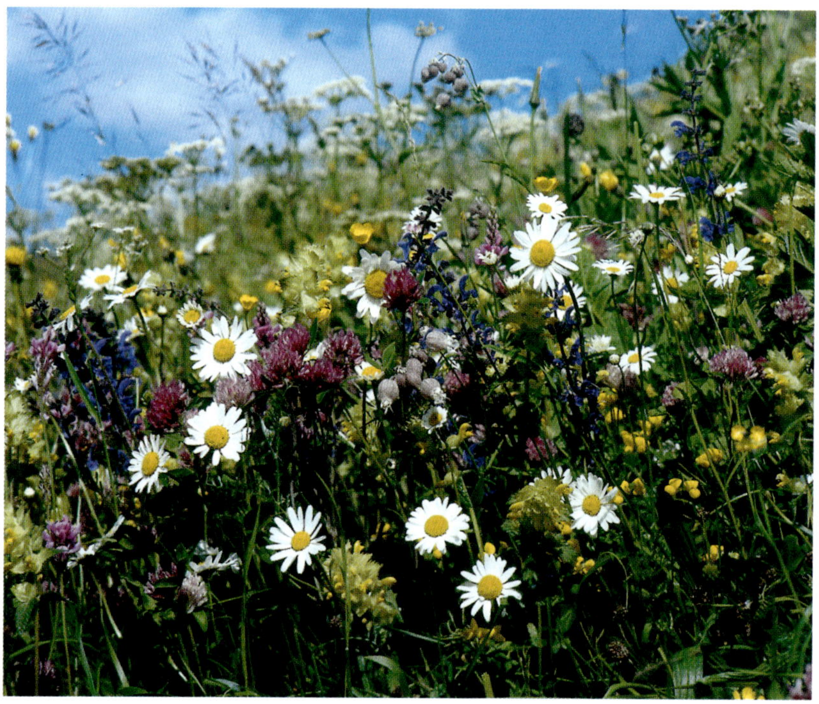

Blütezeit ist Leidenszeit für Heuschnupfengeplagte

Welche Beschwerden haben Sie?

1. Augen brennen/tränen	nein	❑	weiter: 2.
	ja	❑	weiter: 2.
2. Nase läuft	nein	❑	weiter: 5.
	ja	❑	weiter: 3.
3. dünnflüssig/wässrig	nein	❑	weiter: 4.
	ja	❑	weiter: 9.
4. dickflüssig/gelblich	nein	❑	weiter: 5.
	ja	❑	siehe »Erkältungskrankheiten«
5. Atemnot	nein	❑	weiter: 6.
	ja	❑	Gehen Sie unverzüglich zum Arzt!
6. Hautausschlag	nein	❑	Arzt oder Apotheker fragen!
	ja	❑	weiter: 7.
7. Brennen/Jucken der	nein	❑	weiter: 8.
Haut	ja	❑	weiter: 12.
8. Bläschen/Quaddeln …	ja	❑	weiter: 12.
9. …im Freien	nein	❑	weiter: 10.
	ja	❑	weiter: 11.
10. … in Räumen	nein	❑	Sprechen Sie mit Ihrem Arzt!
	ja	❑	siehe »Hausstaubmilbenallergie«
11. … im Frühjahr/Sommer	nein	❑	Sprechen Sie mit Ihrem Arzt!
	ja	❑	siehe »Heuschnupfen«
12. … nach Kontakt	nein	❑	weiter: 13.
mit Schmuck	ja	❑	siehe »Hautausschlag und Ekzem«
13. … nach Kontakt mit	nein	❑	weiter: 14.
Parfum, Seife, Creme	ja	❑	siehe »Hautausschlag und Ekzem«
14. … nach Insektenstich	nein	❑	weiter: 15.
	ja	❑	siehe »Hautausschlag und Ekzem«
15. … nach Kontakt mit	nein	❑	weiter: 16.
Hund, Katze, Nager	ja	❑	siehe »Hautausschlag und Ekzem«
16. … nach einem	ja	❑	siehe »Sonnenallergie
Sonnenbad			und Mallorca-Akne«

Bei Sonnenallergie: juckende Bläschen auf der geröteten Haut

Heuschnupfen

Jedes Jahr im Frühling und Sommer leiden Millionen Menschen unter Heuschnupfen, auch »saisonal bedingte allergische Rhinitis« genannt. Typisch für Heuschnupfen sind Niesreiz und eine laufende Nase sowie juckende, tränende oder brennende Augen. Wer gerade einen Allergieschub erlebt, fühlt sich außerdem häufig müde und abgeschlagen oder kann sich nur schlecht konzentrieren. Manche Betroffene klagen auch über Halskratzen und ein lästiges Jucken im Hals.
Da Pflanzen Heuschnupfen auslösen, sind pflanzliche Mittel zur Behandlung von Allergien im Allgemeinen ungeeignet.

Cromoglicinsäure vorbeugend einnehmen

Rezeptfreie Medikamente gegen Heuschnupfen

	Arzneimittel	Homöopathische Mittel
Erwachsene	Livocab Augentropfen/ Nasenspray/ Augentropfen mit Cromoglicinsäure Lisino Tabletten Fenistil oder Fenistil-24-Stunden-Dragees/ Kapseln Zyrtec Tabletten	Heuschnupfenmittel DHU (KM) Nasenspray: Euphorbium compositum (KM) Luffacur (KM) Pollen C 30 (KM) Euphrasia Augentropfen Galphimia glauca D 4 (EM)
Kinder	Nasenspray/ Augentropfen mit Cromoglicinsäure Zyrtec (Saft oder Tropfen) Fenistil (Tropfen)	Pollen C 30 (KM) Nasenspray: Euphorbium compositum (KM) Luffacur (KM) Heuschnupfenmittel DHU (KM) Euphrasia Augentropfen
Schwangere/ Stillende		Heuschnupfenmittel DHU (KM) Nasenspray: Euphorbium compositum (KM) Luffacur (KM) Euphrasia Augentropfen

Was können Sie sonst noch tun?

- Cromoglicinsäure gibt es als Nasenspray und als Augentropfen. Am besten wirken diese Medikamente, wenn Sie sie bereits etwa 14 Tage, bevor bei Ihnen der Heuschnupfen beginnt, anwenden.
- Falls Sie wissen, gegen welche Pollen Sie allergisch sind, können Sie im Pollenflugkalender auf Seite 33 nachschauen, um abzuschätzen, wann Sie mit der Behandlung beginnen müssen. Ungefähr von September bis Mitte Januar tritt kein Pollenflug auf. Kommt es in dieser Zeit ebenfalls zu Beschwerden, könnten Hausstaubmilben oder Schimmelpilzsporen dafür verantwortlich sein.

Die Zeit von September bis Januar ist pollenfrei

- Schließen Sie nachmittags die Fenster, da dann die Pollenkonzentration steigt. Lüften Sie erst wieder nach Sonnenuntergang. Schlafen Sie am besten bei geschlossenen Fenstern.
- Tragen Sie im Freien eine Sonnenbrille. Es gibt inzwischen auch Sonnenbrillen mit Seitenschutz, die verhindern, dass Pollen in die Augen gelangen. Sie können Ihre Brille auch selbst mit einem Plastikschutz an den Seiten versehen, um die Pollen besser abzuhalten.
- Waschen Sie vor dem Schlafengehen die Haare, da sich darin viele Pollen verfangen.
- Trocknen Sie die Wäsche nicht draußen, wenn gerade die Pflanzen blühen, gegen die Sie allergisch sind.
- Die Autolüftung bläst die Pollen ins Auto und direkt vor Ihre Nase – entweder lassen Sie einen speziellen Filter in die Belüf-

Den Allergieauslöser aufspüren

Bei vielen Allergien ist es wichtig, die Ursache abzuklären und den Allergieauslöser zu finden. Wenn Sie also häufiger oder regelmäßig unter allergischen Beschwerden leiden, sollten Sie dies zunächst mit Ihrem Hausarzt besprechen. Er kann Sie dann zum entsprechenden Facharzt überweisen.

Bei Heuschnupfen keine Blumentöpfe im Schlafzimmer!

tungsanlage einbauen oder Sie schalten während der Heuschnupfensaison die Lüftung aus.

- Da manche Menschen nicht nur auf Pollen, sondern auch auf Schimmelpilzsporen allergisch reagieren, sollten vor allem aus dem Schlafzimmer Blumentöpfe mit Erde entfernt werden.
- Bei Heuschnupfen und einigen anderen Allergien ist eine so genannte Desensibilisierung möglich. Sprechen Sie mit Ihrem Arzt über diese Therapie. Bei Heuschnupfenpatienten startet die Behandlung in der beschwerdefreien Zeit, also im September/Oktober.

Pollenflugkalender für Deutschland

Die ersten Pollen fliegen schon im Januar

Die Zeiten, wann welche Pollen fliegen, unterscheiden sich von Jahr zu Jahr etwas. Die Tabelle auf der gegenüberliegenden Seite erlaubt einen groben Überblick über die Blütezeit der verschiedenen Pflanzen. Auch im Verlauf des Tages schwankt die Konzentration der Pollen in der Luft. Morgens werden die Pollen von den Pflanzen freigesetzt, steigen mit der Wärme des Tages in die Luft auf und werden mit dem Wind viele Kilometer weit verblasen. Kühlt sich die Luft dann in den späten Nachmittags- und Abendstunden ab, sinken die Pollen nieder und die Pollenkonzentration steigt. Bei regnerischem Wetter sinkt die Pollenkonzentration in der Luft. Während der Heuschnupfensaison geben auch die Medien regelmäßig Informationen über die aktuelle Pollensituation.

Hilfreiche Adresse

Informationen zum Pollenflug sowie die Telefonnummer Ihres örtlichen Pollenflug-Informationsdienstes erhalten Sie bei der

Stiftung Deutscher Polleninformationsdienst
Burgstraße 12
33175 Bad Lippspringe
Tel.: 0 52 52/93 12 03
Fax: 0 52 52/95 45 01

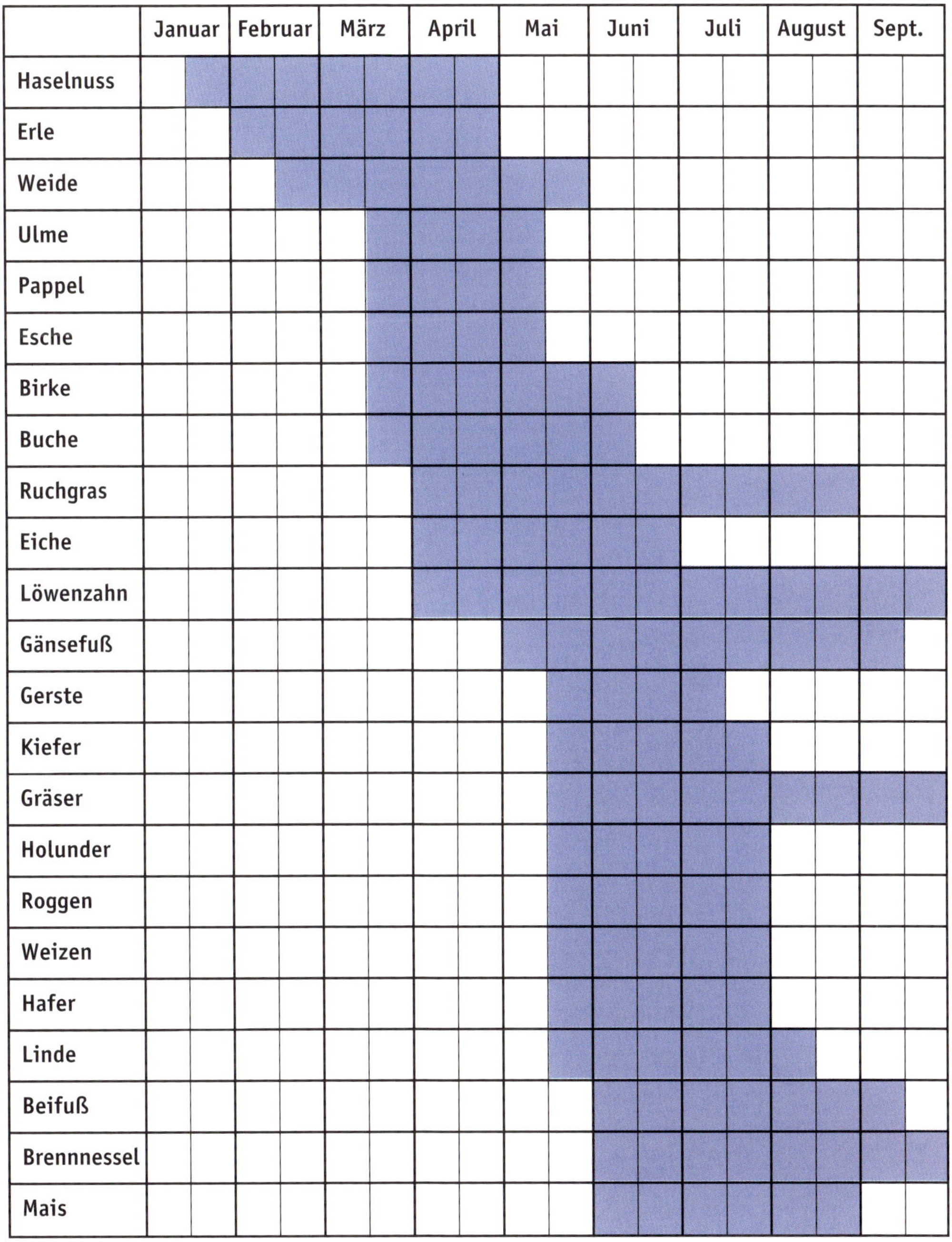
Januar
Februar
März
April
Mai
Juni
Juli
August
Sept.
Haselnuss
Erle
Weide
Ulme
Pappel
Esche
Birke
Buche
Ruchgras
Eiche
Löwenzahn
Gänsefuß
Gerste
Kiefer
Gräser
Holunder
Roggen
Weizen
Hafer
Linde
Beifuß
Brennnessel
Mais

Hausstaubmilbenallergie

Die Bezeichnung für diese Allergie ist etwas irreführend. Nicht die Hausstaubmilben selbst sind nämlich die Ursache für die Beschwerden, vielmehr führt der Kot dieser winzigen Tierchen, die u. a. in Teppichen, Polstermöbeln oder Stoffvorhängen leben, zu allergischen Reaktionen. Die Symptome ähneln dem Heuschnupfen: Niesen, laufende Nase, juckende und brennende Augen, aber auch juckende Haut.

Rezeptfreie Medikamente gegen Hausstaubmilbenallergie

	Arzneimittel
Erwachsene	Lisino Tabletten Fenistil oder Fenistil-24-Stunden-Dragees/Kapseln Zyrtec Tabletten
Kinder	Fenistil (Tropfen) Zyrtec (Saft oder Tropfen)

Was können Sie sonst noch tun?

- In der Apotheke kann man den Milbenteststreifen Acarex von Allergopharma kaufen. Mit diesem Teststreifen lässt sich feststellen, ob sich Milbenkot in Matratzen, Möbeln und Teppichen befindet.
- Ebenfalls in der Apotheke oder im Sanitätshaus gibt es spezielle Milbenbettwäsche zu kaufen. Eventuell helfen auch synthetische Oberbetten, die täglich gelüftet und etwa alle zwei Monate in der Waschmaschine bei 60 °C gewaschen werden sollten.
- Bei einer Hausstaubmilbenallergie sollten Sie Teppiche in der Wohnung am besten durch Parkett ersetzen. Benutzen Sie zum Staubwischen möglichst ein feuchtes Tuch.

Milben lieben Teppiche, daher besser Parkett statt Teppich!

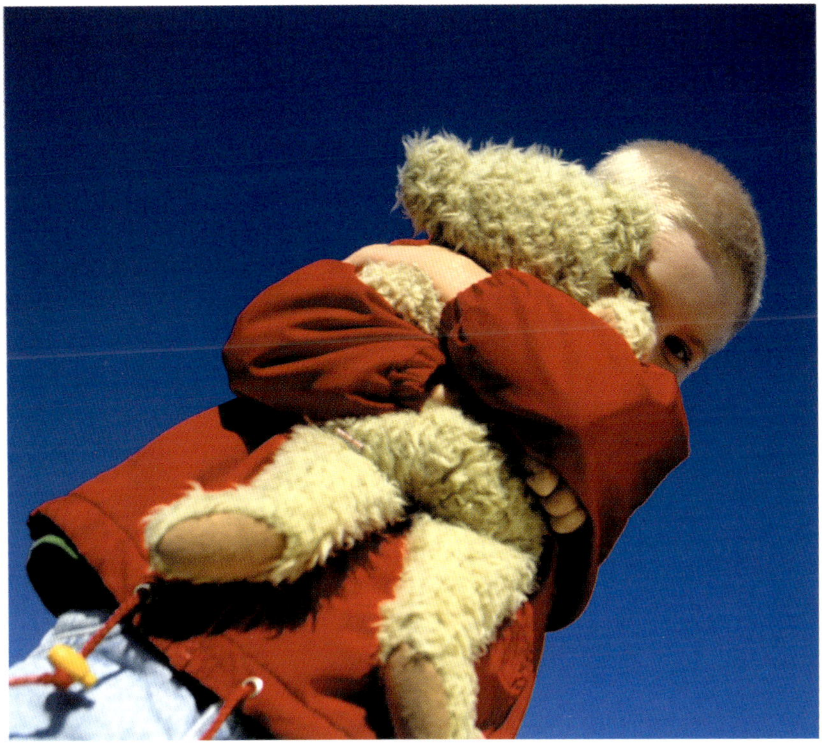

➤ Auf sein Lieblingsstofftier muss Ihr Kind bei einer Hausstaubmilbenallergie nicht verzichten. In Plastikfolie verpackt, kommt das Kuscheltier gelegentlich für einige Tage in die Gefriertruhe, danach wird es gründlich abgesaugt – und die Hausstaubmilben geben wieder für eine Weile Ruhe. Manche Stofftiere sind auch bei 60 °C in der Maschine waschbar.

Stofftiere in der Gefriertruhe milbenfrei machen

Hautausschlag und Ekzem

Die Vielfalt von Hautausschlägen macht es selbst für einen Hautarzt oft schwierig, die Ursache festzustellen. Seifen, Waschmittel, Duftstoffe in Cremes und Kosmetika, aber auch Nickel, Textilien oder Latex sind nur einige Substanzen, die eine so genannte Kontaktdermatitis mit roten, juckenden Flecken auf der Haut hervorrufen können. Bei Menschen mit empfindlicher Haut kann auch der übermäßige Genuss von Obstsäften zu Ausschlägen führen; das Obst selbst muss deshalb nicht unbedingt Probleme machen. In diesem Fall handelt es sich um keine echte Allergie. Vielmehr ist der Körper nicht in der Lage, das Überangebot an Fruchtsäuren zu verarbeiten. Für ein Glas Orangen- oder Apfelsaft müssen bis zu acht Früchte ausgepresst werden – eine Menge, die man kaum auf einmal essen kann. Und zum Trinken hat die Natur ursprünglich keine Fruchtsäfte, sondern Wasser vorgesehen.

Rezeptfreie Medikamente gegen Hautausschlag und Ekzem

	Arzneimittel	Pflanzliche Mittel	Homöopathische Mittel
Erwachsene	Ebenol Fenistil Gel Soventol mit Kortison (Kortison nicht im Gesicht anwenden!)	Cefabene	Cardiospermum Salbe = Halicar (KM)
Kinder/ Schwangere/ Stillende	Fenistil Gel Soventol (kein Kortison!)	Cefabene	Cardiospermum Salbe = Halicar (KM)

Was können Sie sonst noch tun?

Bei einer Nickelallergie: Vorsicht bei Modeschmuck!

- Vielfach enthält Modeschmuck Nickel, ebenso Jeansknöpfe und viele andere Accessoires an der Kleidung. Falls Sie feststellen möchten, ob ein Knopf oder ein Schmuckstück Nickel enthält, können Sie dies mit einem Kontakttest aus der Apotheke ausprobieren – am besten vor dem Kauf. Lacke zum Überziehen von nickelhaltigem Schmuck sind im Übrigen nur wenig empfehlenswert.
- Allgemein gilt für Nickelallergiker: Die beste Behandlung der Allergie ist das Vermeiden von Nickel (siehe Liste Seite 37).

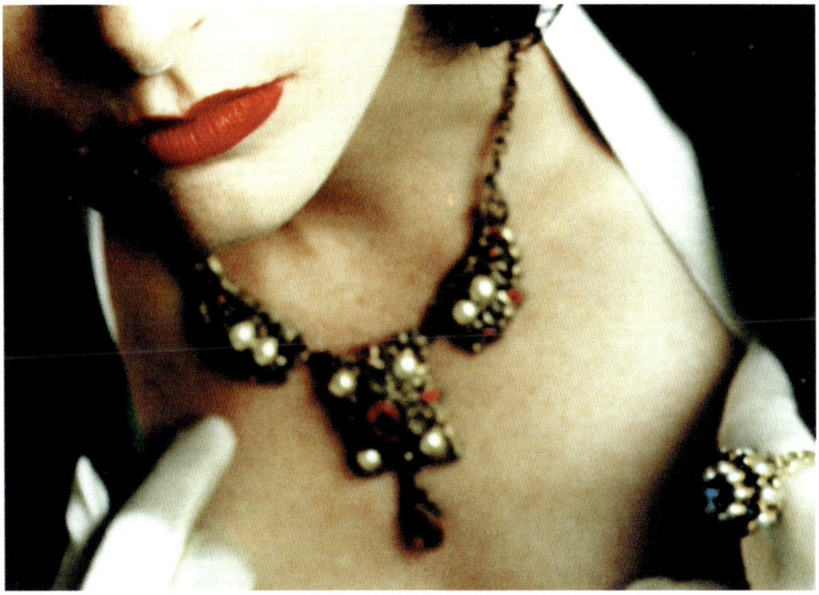

Gegenstände und Produkte, die Nickel enthalten können

- Schmuck (Silber, Gold, Modeschmuck)
- Kosmetika
- Haarfärbemittel
- Brillengestelle
- Uhren und Batterien
- Reißverschlüsse, Metallknöpfe
- Münzen
- Kugelschreiber
- Besteck
- Kochtöpfe, Geräte aus Edelstahl
- Kaffeeautomaten
- Scheren, Werkzeuge
- Farben, Glasuren
- Zement
- Kunststoffdünger

Bei empfindlicher Haut besser weiße Unterwäsche tragen

Tipps bei einer Textilallergie

- Bei der Produktion von Kleidung werden eine Vielzahl von Chemikalien und Farbstoffen eingesetzt. Falls Sie eine empfindliche Haut haben und zu Allergien neigen, sollten Sie auf der bloßen Haut nur ungefärbte Kleidung tragen, also beispielsweise auf bunte Unterwäsche verzichten. Bei Kleidungsstücken mit dem Pflegehinweis »separat waschen« können Sie davon ausgehen, dass sich Farbstoffe aus dem Stoff lösen. Meiden Sie solche Produkte.
- Waschen Sie alle Kleidungsstücke, die Sie direkt auf der Haut tragen, vor dem ersten Anziehen. Wenn Sie sich näher über »allergiearme« Kleidung informieren möchten, wenden Sie sich an Ihre Verbraucherberatung vor Ort.
- Verzichten Sie beim Waschen in der Maschine auf Weichspüler.

Sonnenallergie und Mallorca-Akne

Mallorca-Akne kann man auch am Baggersee bekommen

Sonnenallergiker leiden nach starker Sonnenbestrahlung unter Juckreiz, Pusteln und Rötung der Haut. In diesem Fall muss die Haut langsam an die Sonne gewöhnt werden. Außerdem sollten spezielle Sonnenschutzprodukte für Allergiker verwendet werden. Die Symptome der so genannten Mallorca-Akne sind ähnlich wie bei einer Sonnenallergie, stellen aber eine Reaktion der Haut auf Emulgatoren dar, die in vielen Sonnenschutzprodukten enthalten sind.

Wer unter Mallorca-Akne leidet, braucht nicht nur eine abgestimmte Sonnenpflege, sondern darf auch nach dem Sonnenbad keine emulgatorhaltigen Apres-Lotionen oder herkömmliche Körperlotionen verwenden. In der folgenden Tabelle finden Sie einige Produkte, die bei Sonnenallergie sowie bei Mallorca-Akne empfehlenswert sind.

Sonnenallergie

Sonnenschutz	Apres-Produkt
Anthélios Creme, Vichy Capital Soleil, Sunblocker Creme LSF45, Eucerin Sonne Micropigment Creme	Eucerin After Sun Lotion, Vichy Heliocalm Balsam

Mallorca-Akne

Sonnenschutz	Apres-Produkt
Ladival sensitive, Anthélios T, Irido antiallerg Sonnengel	Irido antiallerg Apresgel, Vichy Heliocalm Balsam

So berechnen Sie Ihre maximale Verweildauer in der Sonne

Lichtschutzfaktor (LSF) x Eigenschutzzeit (siehe Tabelle unten), also zum Beispiel: LSF 10, Eigenschutzzeit 10 Minuten:
10 x 10 = 100 Minuten maximaler Aufenthalt in der Sonne

Eigenschutzzeiten in der Sonne

Hauttyp	Eigenschutzzeit
Kinderhaut bis etwa sechs Jahre	bis maximal 5 Minuten
Typ 1: extrem empfindlich, sehr helle Haut, Sommersprossen, wird rot, aber nicht braun, helle Haare, helle Augen	5 bis 10 Minuten
Typ 2: sehr empfindlich, helle Haut, neigt zu Sommersprossen, helle Haare, helle Augen, schlechte Bräunung	10 bis 20 Minuten
Typ 3: leicht getönte Haut, bräunt gut und anhaltend, blonde bis braune Haare	20 bis 30 Minuten
Typ 4: mediterraner Typ	30 bis 40 Minuten

Berücksichtigen Sie beim Sonnenbaden Ihren Hauttyp

Auch im Schatten kann man einen Sonnenbrand bekommen

Tipps zum Sonnenbaden

- Verwenden Sie Sonnenschutzprodukte, die Ihrem Hauttyp entsprechen. Wählen Sie lieber einen zu hohen als einen zu niedrigen Lichtschutzfaktor.
- Tragen Sie Ihr Sonnenschutzmittel etwa eine halbe Stunde, bevor Sie in die Sonne gehen, auf. So lange benötigen die Lichtschutzfilter, um ihre Wirkung optimal zu entfalten.
- Der angegebene Lichtschutzfilter kann nicht durch mehrfaches Auftragen erhöht werden.
- Wenn Sie Wassersport treiben oder stark schwitzen, sollten Sie wasserfeste Produkte wählen. Surfer müssen zusätzlich darauf achten, dass die Produkte fettfrei sind, um nicht vom Brett zu rutschen.
- Auch wer im Schatten bleibt, sollte seine Haut mit einer Sonnenschutzcreme schützen. Etwa 50 Prozent der Strahlung erreichen noch im Schatten die Haut.
- Vermeiden Sie Sonnenbäder zwischen 11 und 15 Uhr.
- Säuglinge gehören gar nicht in die Sonne, Kleinkinder sollten immer T-Shirt, Sonnenhut und Sonnenbrille tragen. Ziehen Sie Ihrem Sprössling bunte T-Shirts an, durch weiße Hemdchen gelangen zu viele schädliche UV-Strahlen auf die Haut. Auch Erwachsene sollten sich bei starker Sonne auf diese Weise schützen.
- Für die Sonnenbank gibt es spezielle Hautschutzprodukte wie beispielsweise Uvesol Solarium.
- Wer sich in die Sonne oder auf die Sonnenbank legt, sollte kein Parfum verwenden.

Hilfreiche Adresse

Deutscher Allergie- und Asthmabund e.V.
Hindenburgstraße 110
41061 Mönchengladbach
Tel.: 0 21 61/81 49 40
Fax: 0 21 61/20 85 02

Psyche und Schlaf

Gelegentlich fällt jeder einmal in ein Stimmungstief oder wälzt sich einige Nächte hintereinander schlaflos im Bett. Meist kennt man die Ursache für solche kurzfristigen Störungen, und gewöhnlich lassen sie sich gut selbst behandeln. Wer seine Probleme aber über einen längeren Zeitraum nicht in den Griff bekommt oder die Freude am Leben verliert, sollte mit seinem Arzt darüber sprechen.

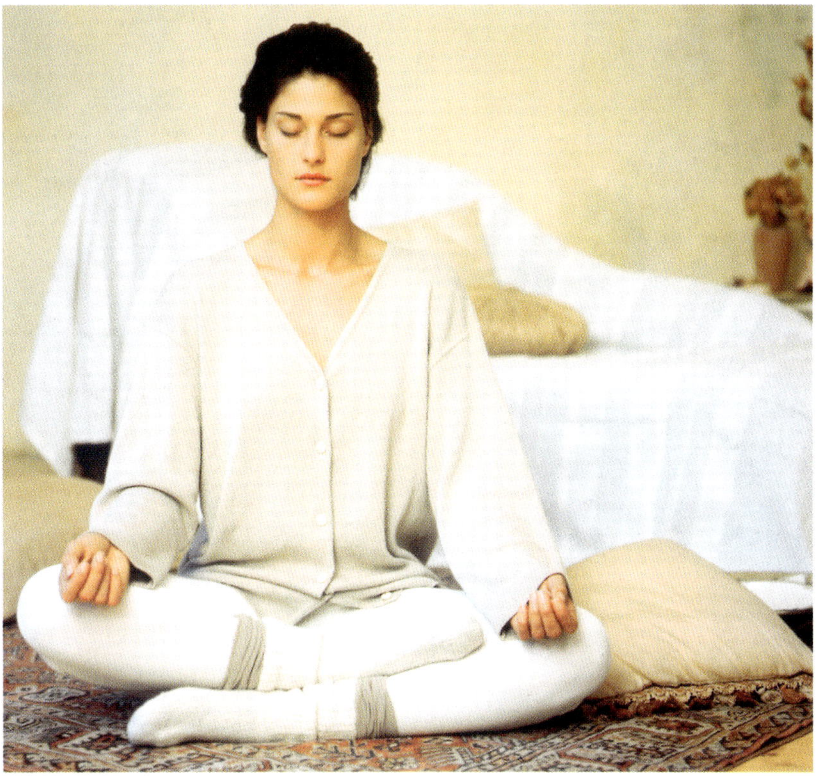

Wenn Probleme über den Kopf wachsen, leidet auch der Schlaf darunter

Welche Beschwerden haben Sie?

1. Schlafstörungen	nein	❑	weiter: 4.
	ja	❑	weiter: 2.
2. Probleme beim Einschlafen	nein	❑	weiter: 3.
	ja	❑	weiter: 3.
3. Probleme beim Durchschlafen	nein	❑	weiter: 4.
	ja	❑	weiter: 11.
4. Sind Sie nervös?	nein	❑	weiter: 5.
	ja	❑	siehe »Nervosität«
5. schreckhaft?	nein	❑	weiter: 6.
	ja	❑	weiter: 12.
6. übermüdet?	nein	❑	weiter: 7.
	ja	❑	weiter: 9.
7. antriebslos/lustlos?	nein	❑	weiter: 8.
	ja	❑	weiter: 8.
8. traurig/depressiv?	nein	❑	weiter: 11.
	ja	❑	weiter: 10.
9. Bessern sich die Beschwerden im Sommer?	nein	❑	weiter: 11.
	ja	❑	siehe »Depressionen«
10. Haben Sie Probleme in der Familie, am Arbeitsplatz o. Ä.?	nein	❑	siehe »Schlafstörungen«
	ja	❑	siehe »Depressionen«
11. Hatten Sie in der letzten Zeit einen Todesfall in der Familie?	nein	❑	Arzt aufsuchen!
	ja	❑	siehe »Depressionen«
12. Haben Sie Zukunftsangst?	nein	❑	weiter: 13.
	ja	❑	Arzt aufsuchen!
13. Haben Sie Angst vor Menschen, ziehen Sie sich zurück?	nein	❑	siehe »Nervosität«
	ja	❑	Arzt aufsuchen!

Nervosität

Innere Unruhe, teilweise auch Aggressivität, das Gefühl unter Spannung zu stehen, häufig begleitet von geistiger und körperlicher Erschöpfung, kennzeichnen den Zustand der Nervosität. Die Unruhe überträgt sich dabei auf alles, was man macht, und vielfach belasten Kleinigkeiten wie ein umgefallenes Glas zusätzlich. Wer ausgeglichen ist, ärgert sich vielleicht kurz über ein solches Missgeschick, aber es belastet ihn nicht.

Rezeptfreie Medikamente gegen Nervosität

	Pflanzliche Mittel	Homöopathische Mittel
Erwachsene/ Schwangere/ Stillende	Baldrian Baldrian dispert Valmane Valdispert Plantival novo (Baldrian und Melisse) Euvegal forte (Baldrian und Melisse) Melisse	Dysto-loges (KM) Sedaselect (KM)
Kinder	Sprechen Sie mit Ihrem Kinderarzt, bevor Sie Medikamente anwenden.	

Was können Sie sonst noch tun?

Bei Nervosität auf Genussgifte verzichten

- Verzichten Sie auf Alkohol, trinken Sie nicht zu viel Kaffee oder schwarzen Tee und rauchen Sie nicht.
- Um Nervosität abzubauen, hilft Sport wie Schwimmen, Gymnastik, Fahrrad fahren oder ein flotter Spaziergang.
- Auch autogenes Training ist bei Nervosität geeignet. Einführungskurse dazu werden beispielsweise in vielen Volkshochschulen abgehalten.

Ein Kräutertee hilft gegen innere Unruhe

- Sehr hilfreich sind Beruhigungstees, von denen Sie zwei- bis dreimal täglich eine Tasse trinken können. Lassen Sie sich in der Apotheke eine Mischung aus 30 g Baldrianwurzel, 20 g Hopfenzapfen, 20 g Lavendelblüten, 20 g Melissenblätter, 5 g Anisfrüchte und 5 g Kamillenblüten herstellen.
  Einen Esslöffel dieser Mischung mit einer Tasse kochendem Wasser übergießen, 10 bis 15 Minuten abgedeckt ziehen lassen und trinken.
- Bei Nervosität hilft auch eine Entspannungsübung, die überall und zu jeder Zeit durchgeführt werden kann: Stellen Sie sich aufrecht hin und atmen Sie so tief wie möglich ein. Strecken Sie dabei die Arme über den Kopf nach hinten und beugen Sie den Kopf zurück. Während Sie langsam ausatmen, beugen Sie sich nach vorn, bis Arme und Kopf locker nach unten hängen. Bleiben Sie ein paar Sekunden in dieser Haltung und richten Sie sich mit dem Einatmen langsam wieder auf.

Depressionen

Gerade im Winter leiden viele Menschen, bedingt durch den Lichtmangel, unter leichten depressiven Verstimmungen. Oft bessert sich die Verfassung schon, wenn man etwas Schönes unternimmt oder sich auf die Sonnenbank legt. Ganz allgemein ist Aktivität bei einem seelischen Tief die beste Medizin: Treffen Sie sich mit Freunden, treiben Sie Sport im Verein, nehmen Sie an einem Kreativkurs teil.
Bei Schicksalsschlägen wie einem Todesfall oder dem Verlust des Arbeitsplatzes können Freunde, Gesprächskreise und Selbsthilfegruppen aktive Hilfe und Unterstützung bei der Bewältigung der schwierigen Lebensphase bieten. Fragen Sie in Ihrer Stadt, bei der Kommune oder der Kirche nach solchen Angeboten.
Wer unter einer echten Depression leidet, zieht sich immer mehr aus dem Alltag zurück und empfindet keine Freude an schönen Dingen. Solche Depressionen müssen ärztlich behandelt werden.

Rezeptfreie Medikamente gegen Depressionen

	Pflanzliche Mittel	Homöopathische Mittel
Erwachsene	Johanniskraut Kava-Kava Sedariston	Hypericum D4 (EM)
Kinder	Wenn Sie den Eindruck haben, dass Ihr Kind depressiv ist, sollten Sie mit dem Kinderarzt darüber sprechen.	
Schwangere/ Stillende	Depressionen in der Schwangerschaft und Stillzeit treten durch die Hormonumstellung auf. Sprechen Sie mit Ihrem Frauenarzt darüber, falls die Verstimmungen länger andauern.	

Was können Sie sonst noch tun?

- Gestalten Sie Ihre Umgebung in hellen und freundlichen Farben; schon einige gelbe oder orange Farbtupfer wirken positiv auf die Stimmung.
- Grünpflanzen sorgen selbst an tristen Tagen für ein lebendiges Flair in der Wohnung.
- Hängen Sie schöne Erinnerungsfotos auf, heften Sie die Seite aus dem Urlaubskatalog mit der gerade gebuchten Reise, die Einladung ins Theater oder zur Party, eine lustige Postkarte, einen Mut machenden Sinnspruch usw. an die Pinnwand. Geben Sie sich den glücklichen Erinnerungen und der Vorfreude auf kommende Ereignisse ganz bewusst hin, wenn sie sich niedergeschlagen fühlen.

Ablenkung und Aktivität vertreiben ein Stimmungstief

- Auch ätherische Öle können die Stimmung verbessern. Geben Sie beispielsweise je zwei Tropfen Basilikum-, Muskatellersalbei- und Melissenöl in eine Duftlampe.
- Seien Sie aktiv: Malen Sie ein Bild in kräftigen Farben, bewegen Sie sich zu flotter Musik, drehen Sie einige Runden auf dem Fahrrad, besuchen Sie eine Ausstellung, gehen Sie Dinge an, die Sie schon immer einmal tun wollten!

Schlafstörungen

Stress führt häufig zu Schlafstörungen

Die Ursachen für Schlafstörungen können ganz unterschiedlich sein. Äußere Einflüsse wie Lärm oder Licht können den Schlaf ebenso stören wie seelische Belastungen, etwa Stress oder Kummer. Zu berücksichtigen ist auch, dass sich im Lauf des Lebens das Schlafverhalten ändert: Während der Säugling fast den ganzen Tag verschläft, benötigt man im Alter viel weniger Schlaf. Die einzelnen Schlafphasen werden kürzer, und der Schlaf im Alter ist nicht mehr so tief wie in der Jugend. Viele Ältere schätzen deshalb ihr Schlafbedürfnis falsch ein. Darüber hinaus braucht jeder Mensch eine unterschiedliche Menge Schlaf. Denken Sie auch daran, dass das kleine Nickerchen am Nachmittag einen Teil dieser Schlafmenge deckt.
Die nachfolgenden Medikamentenempfehlungen und Tipps gegen Schlafstörungen sind sehr umfangreich. Beginnen Sie mit ein oder zwei Maßnahmen, die Ihnen Erfolg versprechend erscheinen, und probieren Sie diese aus.
Wenn sich keine Besserung einstellt und Sie weiterhin schlecht schlafen, versuchen Sie es mit anderen Vorschlägen. Kombinieren Sie, falls nötig, praktische mit medikamentösen Maßnahmen. Mit der Zeit tritt bei den Medikamenten gegen Schlafstörungen ein Gewöhnungsprozess ein. Deshalb sollten Sie Schlafmittel grundsätzlich nur über eine kürzere Zeitspanne – bis zu vier Wochen – einnehmen. Danach sollten sich Ihre Schlafstörungen gebessert haben. Andernfalls sprechen Sie Ihren Arzt darauf an.

Was können Sie sonst noch tun?

- Essen Sie abends leichte, nicht zu stark gewürzte Gerichte (um ein Aufwachen wegen nächtlichem Durst zu vermeiden). Gehen Sie nicht mit vollem Magen ins Bett.
- Gewöhnen Sie sich an, zu festen Zeiten ins Bett zu gehen und aufzustehen – auch am Wochenende.

Rezeptfreie Medikamente gegen Schlafstörungen

	Arzneimittel	Pflanzliche Mittel	Homöopathische Mittel
Erwachsene	Hoggar Moradorm	Baldrian dispert Vivinox Schlafdragees Sedariston	Sedaselect (KM) nächtliches Aufschrecken: Aconitum napellus D12 (EM) Überarbeitung/Stress: Cocculus D6 (EM) nächtliches Überdrehtsein: Coffea arabica D6 (EM)
Kinder		Beruhigungstees; siehe »Nervosität«	schlechte Träume, Fantasien: Datura stramonium D12 (EM) unruhiger Schlaf, häufiges Aufwachen in der Nacht: Viburcol Zäpfchen (KM)
Schwangere/ Stillende		Beruhigungstees; siehe »Nervosität«	

Wenn Kinder schlecht schlafen, hilft oft ein Tee zur Beruhigung

- Trinken Sie ab 15 Uhr keinen Kaffee oder Tee mehr, ebenso keine Cola- und anderen koffeinhaltigen Getränke.
- Trinken Sie abends nur wenig, besser gar keinen Alkohol.
- Rauchen Sie abends nicht.
- Machen Sie abends einen Spaziergang.
- Treiben Sie regelmäßig Sport – jedoch nicht unmittelbar vor dem Schlafengehen.
- Wälzen Sie Ihre Probleme nicht im Bett. Schreiben Sie sich Ärger und Kummer am besten von der Seele, etwa ins Tagebuch, dann müssen Sie nicht ständig krampfhaft daran denken. Ein formuliertes Problem ist fast schon die halbe Lösung.
- Schauen Sie sich vor dem Schlafengehen keine spannenden Krimis oder nervenaufreibenden Thriller im Fernsehen an,

Falsche Verhaltensweisen können Ihnen den Schlaf rauben

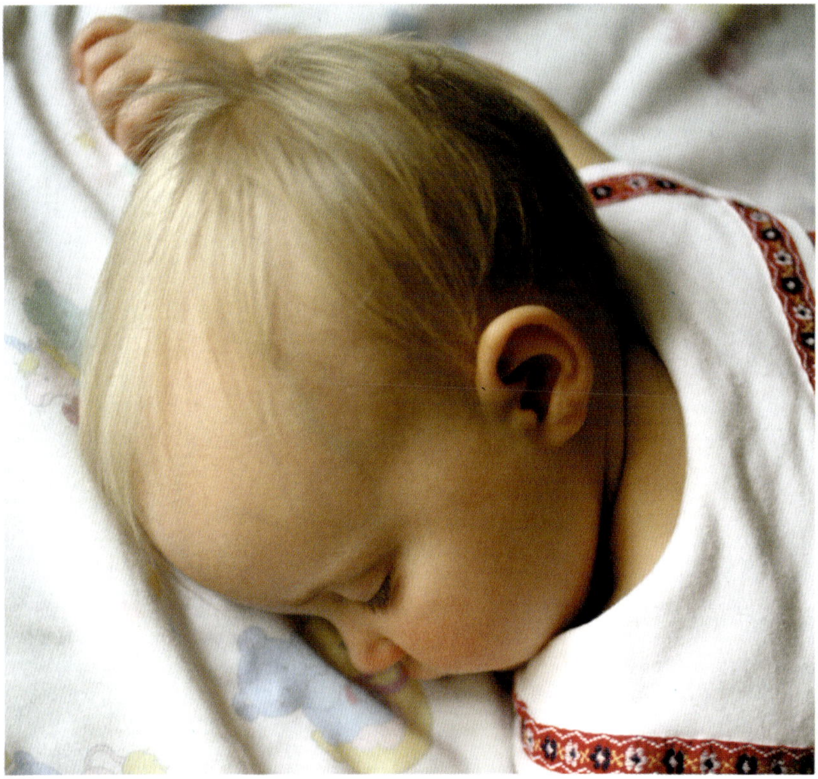

Bei Kindern müssen Schlafmittel die Ausnahme bleiben

sondern zeichnen sie solche Filme besser auf. Auch die Bettlektüre sollte nicht zu aufregend sein.

➤ Nehmen Sie sich keine Arbeit oder berufliche Lektüre mit ins Bett.

Wenn Kinder nicht schlafen können

Bei Kindern sollten Sie die Schlafstörungen beobachten. Handelt es sich um kurzfristige Störungen, können diese mit den genannten rezeptfreien Arzneimitteln maximal 14 Tage lang behandelt werden. Treten häufiger Schlafstörungen auf oder bessern sie sich nicht, sollten Sie zum Kinderarzt gehen.

- Lüften Sie Ihr Schlafzimmer vor dem Zubettgehen gründlich. In überheizten Räumen schläft es sich schlecht, deshalb abends die Heizung herunterdrehen.
- Nach einem anstrengenden Tag kann ein abendliches Bad mit Lavendelzusatz beim Abschalten helfen.

Medikamente können den Schlaf stören

Einige Medikamente können Schlafstörungen auslösen, beispielsweise Mittel gegen Depressionen, Parkinson-Krankheit oder verschiedene psychische Erkrankungen, außerdem Kreislaufmittel und Theophyllin gegen Asthma. Falls Sie regelmäßig Medikamente einnehmen, sollten Sie über auftretende Schlafstörungen mit Ihrem Arzt sprechen.

Auch bestimmte Medikamente beeinträchtigen die Nachtruhe

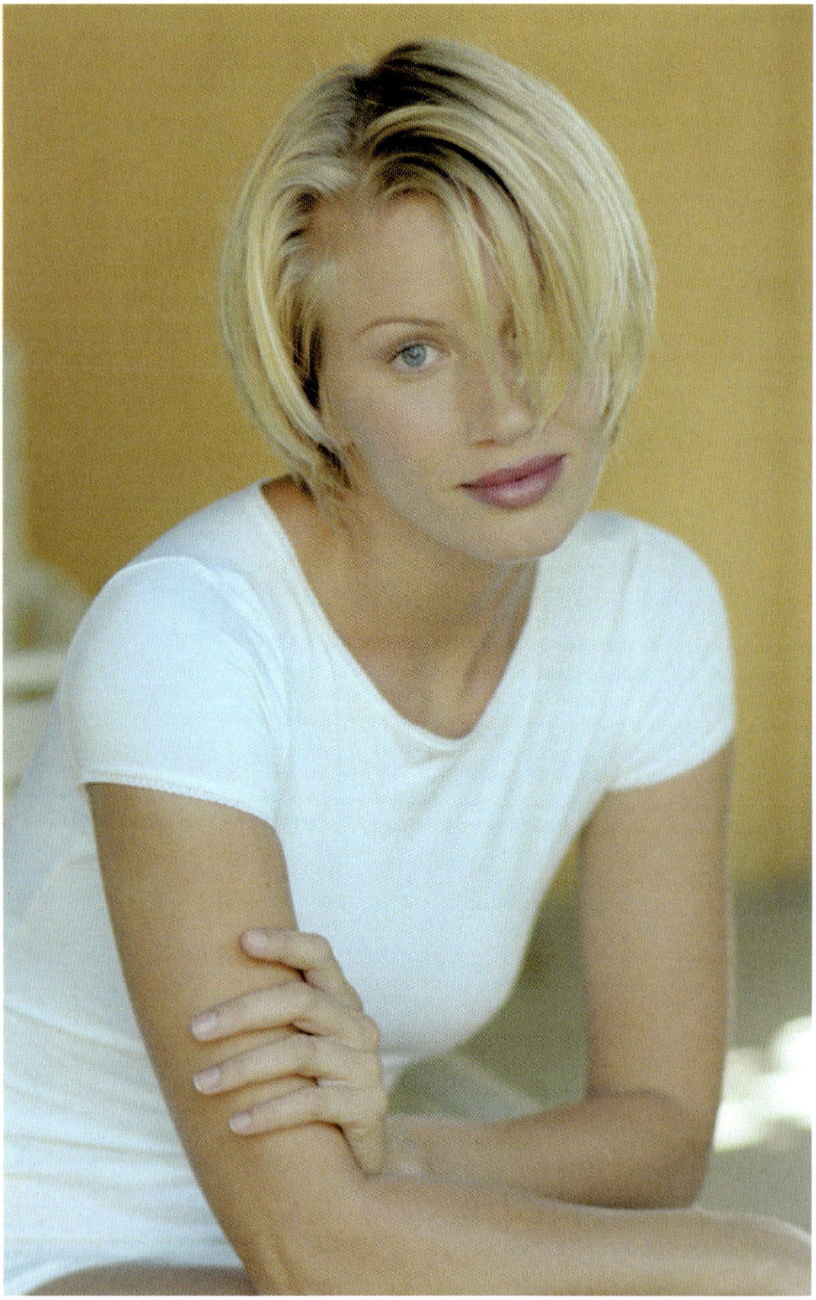

Probleme mit der Haut

Die Haut ist das größte Organ des Menschen. Sie ist nicht nur äußeren Einflüssen wie Witterung und Sonneneinstrahlung weitgehend ungeschützt ausgesetzt und wird dadurch stark beansprucht, sondern die Hautbeschaffenheit verändert sich auch im Verlauf des Lebens: Die Elastizität der Haut nimmt ab, ihr Fett- und Feuchtigkeitsgehalt reduziert sich. Mangelnde oder falsche Pflege kann zu Hautproblemen führen. Hier lässt sich durch gezielte Pflegemaßnahmen meist rasch Abhilfe schaffen. Langwieriger und schwieriger zu behandeln sind dagegen entzündliche Erkrankungen der Haut.

Die richtige Pflege für jedes Alter und jede Haut

Junge Haut

Babys Haut braucht reichlich Fett

Babyhaut benötigt besonders viel Pflege. Zum einen produzieren die Talgdrüsen der Haut noch kein Fett; deshalb sollten Babys und Kleinkinder regelmäßig eingecremt werden. Zum andern kommt es im Windelbereich leicht zu Problemen; reinigen Sie deshalb die Haut des Babys mit Wasser und ein wenig milder Seife. Nach dem Abtrocknen sollten Sie als Hautschutz Penatencreme oder eine ähnliche Creme auftragen. Ist der Po wund, hilft eine Creme mit Hamamelisextrakt oder Tannolactcreme. Bessert sich die Haut innerhalb von zwei Tagen nicht, sollten Sie beim

Kinderarzt abklären lassen, ob die Haut eventuell von einem Pilz befallen ist. Er wird Ihnen dann ein entsprechendes Produkt verordnen.
Vorsichtig sollten Sie mit Produkten sein, die Kamille, Arnika oder Ringelblume (Calendula) enthalten. Insbesondere wenn Ihr Kind allergisch veranlagt ist, sollten Sie auf solche Zusätze verzichten, da diese Pflanzen Allergien auslösen können. Auch Produkte mit Perubalsam oder Propolis sollten aus diesem Grund nicht verwendet werden.
Kinder und junge Menschen haben meist eine normale Haut. Sie ist feinporig, geschmeidig, glatt und zeigt keinen Fettglanz. Die Reinigung mit Wasser sowie eine leichte Feuchtigkeitspflege, zum Beispiel mit Nivea-Creme, reichen völlig aus.

Pickel und Akne

In der Pubertät ändert sich bei vielen Jugendlichen das Hautbild. Zeitweise produzieren die Talgdrüsen zu viel Fett, die Haut glänzt und wirkt unrein. Häufig neigt sie außerdem zu Pickeln und Mitessern. Treten diese lediglich vereinzelt auf, benötigt die Haut nur eine an den Zustand angepasste Pflege. Meist sind die Stirn und der Bereich um die Nase besonders betroffen. Hier helfen spezielle Reinigungs- und Pflegemittel von Neutrogena, Normaderm, Widmer oder Sulfoderm. Bessert sich damit das Hautbild nicht oder entzünden sich die Pickel und treten in großer Zahl auf, handelt es sich um Akne.

Bei unreiner Haut ist eine Spezialpflege nötig

Um unschöne Narben zu vermeiden, sollte ein Hautarzt aufgesucht werden. Er kann gezielt verschreibungspflichtige Präparate gegen Akne verordnen. Allerdings muss man etwas Geduld aufbringen. Akne verschwindet auch bei einer Behandlung nicht von heute auf morgen.
Auch in späteren Jahren kann man noch an Akne erkranken. Bei Frauen tritt diese Störung der Haut manchmal in den Wechseljahren auf oder während der Schwangerschaft.

Fette Haut

Männer leiden oft bis Ende zwanzig unter Akne, weil sie einfach eine fettere Haut haben. Gegen Umwelteinflüsse schützt diese fettere Haut gut, auch altert sie weniger schnell. Fette Haut und Mischhaut ist großporig und glänzend. Dieser Hauttyp sollte vor allem mit Öl-in-Wasser-Produkten gepflegt werden. Lassen Sie sich in der Apotheke beraten und bitten Sie auch um Proben.

Männerhaut ist von Natur aus besser geschützt

Trockene Haut

Frauen neigen jedoch eher zu einer trockenen oder empfindlichen Haut. Sie wirkt matt, ist manchmal durchscheinend und spannt leicht. Im Bereich rund um die Augen und den Mund, wo die Haut ohnehin dünner und weniger gut mit Fett versorgt ist, neigt dieser Hauttyp verstärkt zur Fältchenbildung. Gerade für den Augenbereich sollten bei empfindlichen Augen fettfreie Produkte bevorzugt werden, etwa ein Augengel von PHAS oder Vichy. Diese wie auch einige andere Hersteller, zum Beispiel Widmer, Nivea, RoC oder Weleda, bieten spezielle Pflegeprogramme für die trockene und empfindliche Haut an. Auch Roche-Posay stellt zahlreiche Produkte für die trockene, sensible Haut her. Der Vorteil dieser Produkte liegt im hohen Gehalt an selenreichem Thermalwasser, das einen hautberuhigenden Effekt hat.

Trockene Haut ist meist auch ausgesprochen empfindlich

Bevor Sie sich für eine Pflegeserie, die mindestens aus einem Reinigungsprodukt, einer Tages- und einer Nachtcreme besteht, entscheiden, sollte Sie die Produkte anhand von Proben testen. So können Sie feststellen, ob Sie den Geruch mögen und die Inhaltsstoffe vertragen. Ganz prinzipiell gilt: Hautpflege muss nicht teuer sein! Das teuerste Produkt ist nicht unbedingt das beste. Bei trockener Haut ist Duschen besser als Baden. Gehen Sie sparsam mit Seife um; Syndets sind für trockene und empfindliche Haut ungeeignet. Zum Eincremen der Haut nach dem Baden oder Duschen sollten Sie Hautöle oder Wasser-in-Öl-Emulsionen verwenden.

Im Alter benötigt die Haut mehr Fett – ähnlich wie die Säuglingshaut –, weil die Talgdrüsen nicht mehr so gut arbeiten. Um den dünneren Säureschutzmantel der Haut nicht zu sehr zu strapazieren, sollten Sie lieber duschen statt baden, wenig Seife verwenden und die Haut nicht zu stark mit einem Frotteehandtuch trockenrubbeln. Nach dem Waschen pflegen Sie die Haut am besten mit einer Wasser-in-Öl-Emulsion oder einem Hautöl. Lotionen und Hautmilch enthalten oft zu viel Wasser und trocknen die Haut zusätzlich aus. Reine Fettprodukte wie Melkfett, Vaseline, reines Eucerin usw. sind nicht empfehlenswert, weil durch eine geschlossene Fettschicht keine Hautatmung erfolgen kann. Es kommt dann leichter zu Entzündungen oder einer Couperose.

Beanspruchte Haut

Hornhaut wegrubbeln, bevor sie einreißt

Wenn die Hornhaut zu dick wird, austrocknet und einreißt, spricht man von Schrunden. Besonders betroffen sind die Fersen oder, zum Beispiel bei Landwirten, die Hände. Die Hornhaut lässt sich in einem Fußbad oder beim Geschirrspülen aufweichen, anschließend kann man mit einem Bimsstein vorsichtig die obersten Hautschichten abrubbeln. Zum Schluss reibt man die Haut mit einer Fettcreme dick ein und zieht Socken oder Handschuhe darüber. Führt man dieses Pflegeprogramm anfangs zwei- bis dreimal in der Woche, sobald die Haut geschmeidiger wird, wöchentlich durch, verschwinden die Schrunden.

Herpes

Stress, Sonne, Fieber – diese und andere Faktoren können dafür verantwortlich sein, dass Herpesviren aktiv werden. Fast jeder trägt die ansteckenden Viren im Körper, doch die meiste Zeit ruhen sie. Nur wenn das Immunsystem überlastet ist, bricht die Krankheit aus, und es entstehen Herpesbläschen an der Lippe.

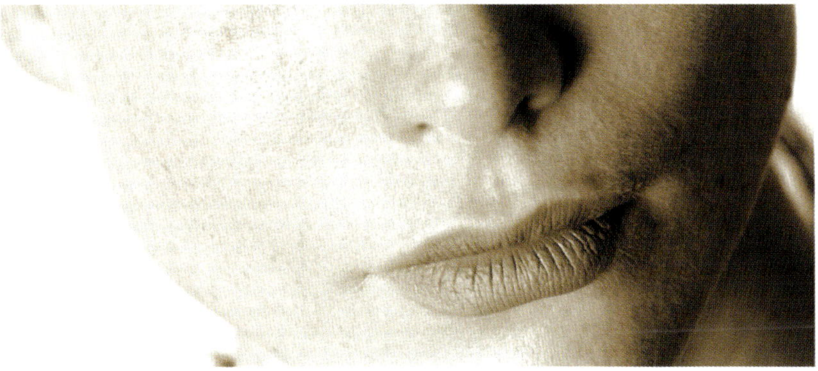

Was können Sie sonst noch tun?

- Tragen Sie die Herpesmittel am besten immer mit einem Wattestäbchen auf, um den Herd nicht zu vergrößern. Aciclovir wirkt besonders gut, wenn es bereits beim ersten leichten Kribbeln aufgetragen wird. Haben sich bereits Bläschen gebildet, ist die Wirkung von Aciclovir gering.
- Wenn Sie zu Herpes neigen, sollten Sie Ihre Haut grundsätzlich langsam an die Sonne gewöhnen – Sonne im Übermaß bedeutet nämlich für Ihre Haut und Ihr Immunsystem Stress.

Bei Stress kommen die Lippenbläschen besonders gern

Rezeptfreie Medikamente gegen Herpes

	Arzneimittel	Pflanzliche Mittel
Erwachsene	Creme mit Aciclovir (gibt es von zahlreichen Herstellern, z. B. Zovirax, Acerpes, Aciclovir ratiopharm, Aciclostad gegen Lippenherpes)	Lomaherpan-Salbe
Kinder/ Schwangere/ Stillende		Lomaherpan-Salbe

Fußpilz

Vor allem Fußpilz, den man sich leicht in feuchtwarmem Milieu wie Sauna oder Schwimmbad holt, aber auch Nagelpilz treten relativ häufig auf. Typische Symptome sind Bläschenbildung, Abschuppungen der Haut und Juckreiz.

Rezeptfreie Medikamente gegen Fußpilz

	Arzneimittel
Erwachsene/Kinder/ Schwangere/Stillende	Canesten oder ein anderes clotrimazolhaltiges Präparat; gibt es als Creme, Puder, Spray (z. B. Fungizid ratiopharm, Cutistad, Clotrimazol AL, Clotrimazol von ct)

Was können Sie sonst noch tun?

Fußpilz muss lange genug behandelt werden

- Wenn Sie ein Pilzpräparat anwenden, müssen Sie es mindestens 14 Tage nach Abklingen der Symptome oder Verschwinden der Bläschen und Schuppung weiter auftragen.
- Wenn sich eine Hauterkrankung durch die Anwendung eines Pilzmittels nicht innerhalb von drei bis fünf Tagen deutlich bessert, sollten Sie zum Arzt gehen, da es sich dann vermutlich nicht um einen Hautpilz handelt.

Tipp: Zur Vorbeugung gegen Fußpilz

- regelmäßig die Füße waschen,
- die Füße nach dem Waschen immer gut abtrocknen, vor allem zwischen den Zehen,
- täglich die Socken wechseln,
- nicht den ganzen Tag in Gummistiefeln oder Turnschuhen herumlaufen,
- im Schwimmbad, in der Sauna und in Sportanlagen Plastikschuhe tragen.

➤ Bei Nagelpilz müssen Sie sehr viel Geduld haben, das Mittel regelmäßig auftragen und den Nagel immer wieder abfeilen. Sollte nach der Anwendung einer Packung Nagelbatrafen oder Loceryl Nagellack keine deutliche Besserung festzustellen sein, sollten Sie den Arzt aufsuchen. Er wird Ihnen dann möglicherweise Tabletten gegen Pilzerkrankungen verschreiben.

Nagelpilz ist eine langwierige Sache

Schuppenflechte (Psoriasis)

Bei Schuppenflechte handelt es sich um eine chronische Erkrankung. Die Ursache ist eine zu schnelle und starke Verhornung der Haut, die bevorzugt an den Ellbogen und an den Knien oder auf dem Rücken auftritt. Auch auf der Kopfhaut schuppt sich die Haut verstärkt.

Rezeptfreie Medikamente gegen Schuppenflechte

	Arzneimittel	Pflanzliche Mittel	Homöopathische Mittel
Erwachsene	Präparat mit Fumarsäure (als Bad: Psoriasis-Bad Balneopharm; als Einreibung: Psoriasis-Solution Balneopharm)	Saraspor Bürger	Graphites D6 (EM) Mahonia aquifolium = Rubisan (KM)
Kinder	Fragen Sie Ihren Kinderarzt um Rat.		Graphites D6 (EM) Mahonia aquifolium = Rubisan (KM)
Schwangere/ Stillende			Graphites D6 (EM) Mahonia aquifolium = Rubisan (KM)

Was können Sie sonst noch tun?

Baden Sie im Toten Meer – oder zumindest im Salz vom Toten Meer

- Günstig bei Schuppenflechte wirkt sich ein Urlaub am Toten Meer aus. Aber auch zu Hause können Sie im Salz aus dem Toten Meer baden und so die Beschwerden lindern.
- Nach dem Bad die Haut nicht mit einem Handtuch abrubbeln, sondern am besten in einen Bademantel gehüllt trocknen lassen.

Hilfreiche Adresse

Deutscher Psoriasis Bund e.V.
Oberaltenallee 20 a
22081 Hamburg
Tel.: 0 40/22 33 99-0
Fax: 0 40/22 33 99-22

Neurodermitis

Es juckt und juckt und juckt...

Neurodermitis gehört wahrscheinlich zu den allergischen Krankheitsbildern. Bei Neurodermitikern ist die Haut extrem trocken und blass, die Talgdrüsen, die normalerweise die Haut mit Fett versorgen, arbeiten bei ihnen zu wenig. In Schüben tritt außerdem Juckreiz auf. Vermutlich sind Reizstoffe von außen Auslöser für diese Schübe. Durch das Kratzen der juckenden Haut wird diese verletzt und kann sich entzünden.

Ziel der Behandlung ist es, durch eine optimale Pflege zu verhindern, dass die Haut extrem austrocknet, und bei auftretendem Juckreiz geeignete Maßnahmen zu ergreifen. Auf jeden Fall sollten Sie versuchen, die Ursachen für das oft unerträgliche Hautjucken herauszufinden. Dies können Pollen, Schimmelpilze, Tierhaare, Milben und vieles andere sein, was sich häufig nur durch gezielte Tests beim Hautarzt abklären lässt. Auch psychische Faktoren scheinen eine Rolle zu spielen; nicht selten löst Stress einen Schub aus.

Rezeptfreie Medikamente gegen den Juckreiz bei Neurodermitis

Erwachsene/Kinder	Zyrtec (als Tropfen oder Saft) Fenistil-Dragees oder Fenistil-24-Stunden-Kapseln

Hautpflegemittel bei Neurodermitis

Erwachsene/Kinder/ Schwangere/Stillende	Excipial Lipo-Lotio, Laceran, Wolff-Basis-Creme halbfett Zum Baden oder Duschen: Balneum-Hermal, Linola-Bad

Was können Sie sonst noch tun?

Das A und O bei Neurodermitis: täglich gut eincremen

- Cremen Sie die Haut jeden Tag ein. Dabei sollten Sie aber nicht zu viel Creme auf einmal auftragen; die Menge sollte von der Haut gut aufgenommen werden.
- Vermeiden Sie Pflegeprodukte mit pflanzlichen Zusätzen wie Kamille oder Ringelblume (Calendula). Neurodermitiker reagieren auf diese Zusätze oft allergisch.
  Besser sind Produkte mit Harnstoff (z. B. Laceran), um die Feuchtigkeit in der Haut zu halten. Auch Zusätze von Bufexamac lindern die Beschwerden. Sie müssen allerdings ausprobieren, was Ihnen am besten hilft; ein Patentrezept gibt es leider nicht.
- Duschen Sie nicht zu häufig; verwenden Sie dabei (sparsam!) Seife, da Syndets die Haut zusätzlich austrocknen. Zum Baden sind Ölbäder oder auch Salz aus dem Toten Meer geeignet. Salzbäder brennen jedoch, wenn die Haut aufgekratzt ist. Ölbäder können Sie auch unter der Dusche verwenden: Vermischen Sie eine kleine Menge des Badezusatzes mit etwas Wasser und gießen Sie die Flüssigkeit über Ihren Körper. Verteilen Sie das verdünnte Öl auf der Haut, lassen Sie es kurz einwirken und duschen Sie sich dann kurz ab. Danach die

Alles vermeiden, was die Haut noch mehr austrocknet

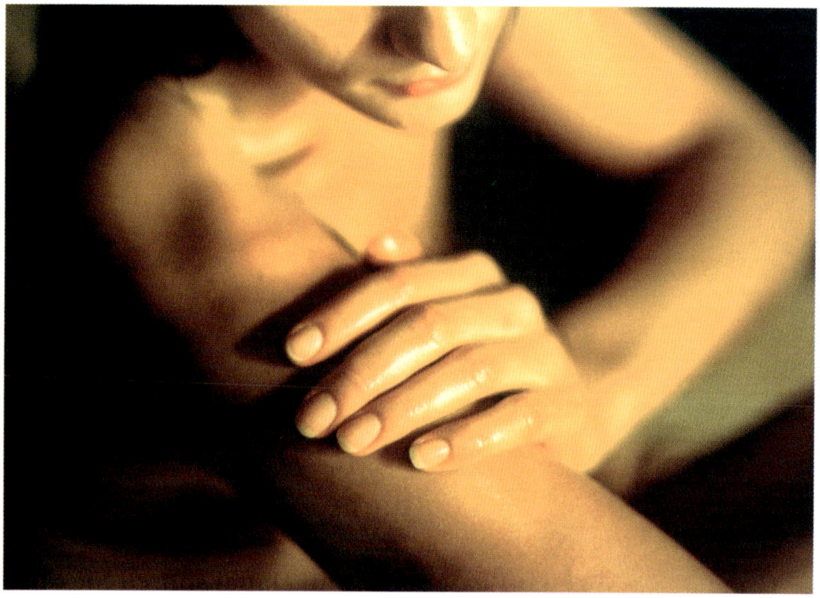

Schüttelmixturen lindern den Juckreiz, trocknen aber die Haut noch mehr aus

Haut nicht trockenrubbeln, sondern besser in einen Bademantel gehüllt trocknen lassen.

- Der akute Juckreiz ist häufig so unerträglich, dass man nicht aufhören kann zu kratzen. Hier helfen zwar Schüttelmixturen mit Gerbstoffen (z. B. Tannolact), doch trocknen diese die Haut zusätzlich aus. Haben Sie also Schüttelmixtur aufgetragen, müssen Sie am nächsten Tag die Haut wieder mit reichlich Fett versorgen. Besser sind Kühlsalben, die neben viel Wasser auch Fett enthalten und so ein weiteres Austrocknen der Haut verhindern. Kühlsalbe gibt es von Roche-Posay oder auch als Rezeptur in Ihrer Apotheke.
- Wenn Sie nachts unkontrolliert zu kratzen anfangen, lassen sich durch das Tragen von Baumwollhandschuhen Hautverletzungen vermeiden. Statt richtig zu kratzen, sollten Sie die Haut besser reiben oder mit der flachen Hand auf die juckenden Bereiche Druck ausüben; häufig lindert das den Juckreiz.
- Drehen Sie Unterwäsche mit Nähten auf links, achten Sie auf reine Baumwolle und verzichten Sie auf Spitze und freiliegen-

de Gummilitze. Tragen Sie keine Kleidungsstücke aus Nylon oder bei deren Verarbeitung Nylongarne verwendet wurden. Da die Zettelchen mit der Pflegeanleitung in Blusen und Pullovern häufig aus Nylon sind, sollten Sie diese entfernen. Die gesamte Kleidung sollte locker getragen werden, atmungsaktiv sein und wenig Kunstfaser enthalten. Auch Wolle bereitet Neurodermitikern oft Probleme. Häufig hilft bereits, ein langärmliges T-Shirt unter dem Pullover zu tragen oder Wollhosen abzufüttern.

Kein Nylon, keine Wolle – am besten nur reine Baumwolle

- Verzichten Sie beim Waschen der Kleidung auf unnötige Zusätze wie Weichspüler. Den gleichen Effekt erreichen Sie durch den Trockner oder das Bügeln der Wäsche.
- Wenn Ihr Kind an Neurodermitis leidet, müssen Sie es zu Eigenverantwortung erziehen, also früh zur selbstständigen Hautpflege anregen und es aktiv mitentscheiden lassen, ob es bestimmte Dinge tun oder lassen möchte. Kinder können ab etwa zehn Jahren schon recht gut den Zusammenhang zwischen dem Auslöser ihrer Beschwerden, beispielsweise einem Nahrungsmittel, und dem Juckreiz erkennen.

Hilfreiche Adressen

Deutscher Neurodermitiker Bund e. V.
Spaldingstraße 210
20097 Hamburg
Tel.: 0 40/23 08 10
Fax: 0 40/23 10 08

Arbeitsgemeinschaft
Allergiekrankes Kind – AAK – e. V.
Nassaustraße 32
35745 Herborn
Tel.: 0 27 72/92 87-0
Fax: 0 27 72/92 87 48

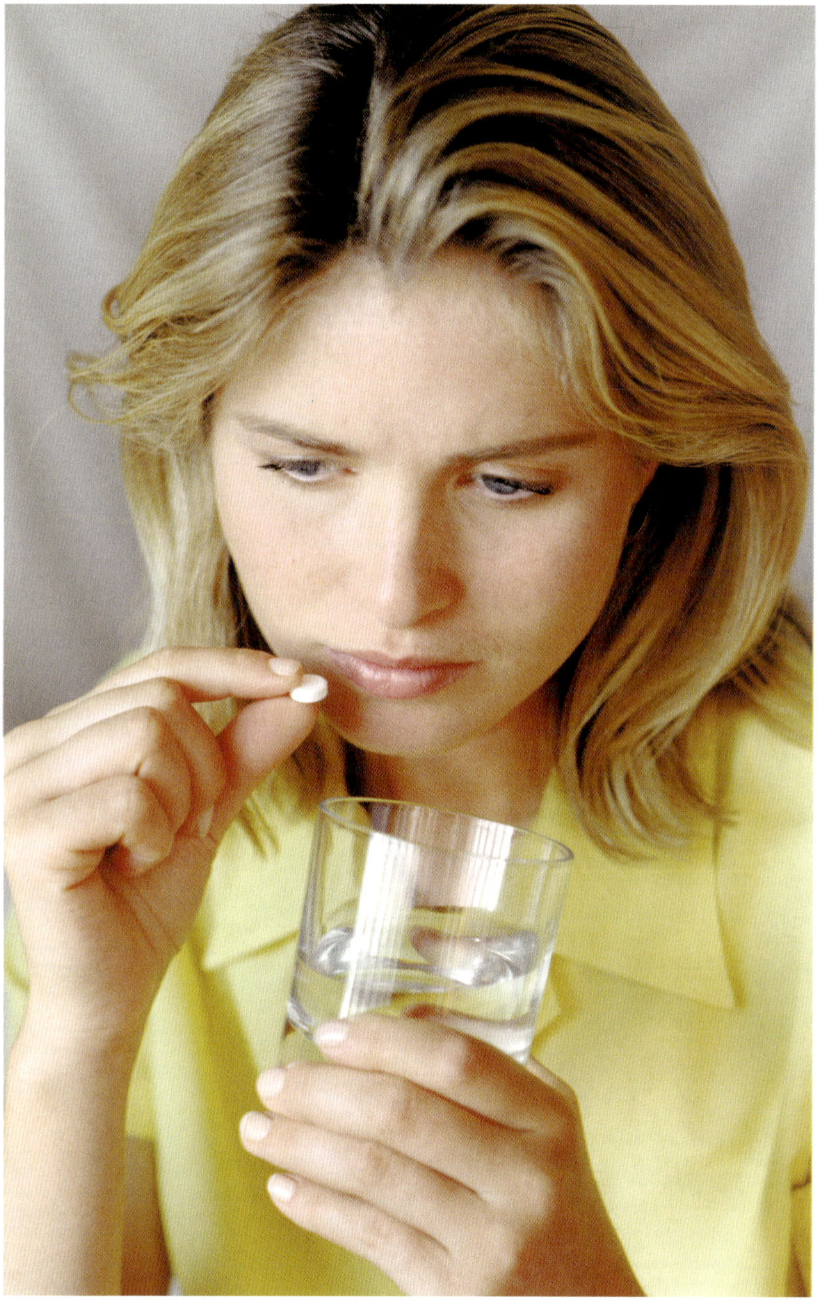

Probleme mit Magen und Darm

Magenbeschwerden können viele Gründe haben. Aufregung kann ebenso Bauchweh verursachen wie zu hastiges Essen. Verschiedene Speisen führen häufig zu einer gestörten Verdauung, beispielsweise Hülsenfrüchte zu Blähungen. Bei diesen und anderen Beschwerden kann man sich gut selbst helfen. Magenschmerzen und Verdauungsstörungen können aber auch Anzeichen für ernste Erkrankungen im Bauchbereich sein und dürfen deshalb nicht auf die leichte Schulter genommen werden.

Welche Beschwerden haben Sie?

1. Magenschmerzen	nein	❑	weiter: 2.
	ja	❑	weiter: 2.
2. Sodbrennen	nein	❑	weiter: 3.
	ja	❑	weiter: 14.
3. Völlegefühl	nein	❑	weiter: 4.
	ja	❑	weiter: 14.
4. Blähungen/	nein	❑	weiter: 5.
aufgeblähter Bauch	ja	❑	weiter: 14.
5. Durchfall	nein	❑	weiter: 7.
	ja	❑	weiter: 6.
6. Fieber und/oder Stuhl	nein	❑	weiter: 13.
blutig, schleimig	ja	❑	Arzt aufsuchen!
7. Übelkeit/Erbrechen	nein	❑	weiter: 9.
	ja	❑	weiter: 8.

Bei Blut im Stuhl immer zum Arzt!

Welche Beschwerden haben Sie? (Fortsetzung)

8. Fieber und/oder Erbrechen	nein	❑	weiter: 19.
	ja	❑	Arzt aufsuchen!
9. Verstopfung	nein	❑	weiter: 10.
	ja	❑	siehe »Verstopfung«
10. Bauchschmerzen	nein	❑	weiter: 11.
	ja	❑	weiter: 11.
11. Krämpfe/Koliken im Oberbauch und/oder seitlich stechender Schmerz	nein	❑	weiter: 12.
	ja	❑	siehe »Gallenbeschwerden«
12. nicht lokalisierbare Bauchschmerzen	ja	❑	Arzt aufsuchen!
13. nach dem Essen	nein	❑	weiter: 16.
	ja	❑	weiter: 14.
14. nach jedem Essen	nein	❑	weiter: 15.
	ja	❑	weiter: 19.
15. nach fettem Essen	nein	❑	weiter: 16.
	ja	❑	weiter: 19.
16. nach Kaffee/Alkohol	nein	❑	weiter: 17.
	ja	❑	weiter: 19.
17. plötzlich/akut	nein	❑	weiter: 18.
	ja	❑	je nach Beschwerdebild siehe »Magenschmerzen«, »Erbrechen und Übelkeit«, »Durchfall«
18. chronisch/lang anhaltend und/oder mehr als zweimal im Monat	nein	❑	weiter: 19.
	ja	❑	Arzt aufsuchen!
19. länger als zwei Tage/ bei Kindern und Schwangeren länger als ein Tag	nein	❑	je nach Beschwerdebild siehe »Magenschmerzen«, »Erbrechen und Übelkeit«, »Durchfall«
	ja	❑	Arzt aufsuchen!

Magenschmerzen

Wer sich für die Mahlzeiten nicht ausreichend Zeit nimmt, sondern sein Essen hastig herunterschlingt, klagt danach häufig über Magendrücken. Auch wenn man sich übergessen hat, kommt es zu leichteren Magenbeschwerden. Haben Sie jedoch regelmäßig Magenschmerzen, sollten Sie unbedingt den Arzt aufsuchen. Magenschleimhautentzündungen, die länger andauern, können zu Magengeschwüren führen und müssen auf jeden Fall behandelt werden.

Falsche Ernährung, Stress und vieles andere kann auf den Magen schlagen

Rezeptfreie Medikamente gegen Magenschmerzen

	Pflanzliche Mittel
Erwachsene/ Schwangere/ Stillende	Iberogast Kamillentee Magentee
Kinder	Iberogast, Kamillentee

Was können Sie sonst noch tun?

- Ein homöopathisches Mittel gegen Magenschmerzen ist relativ schwierig auszuwählen, da man die Ursache genau kennen muss. Für den Hausgebrauch sind deshalb Kamillentee, aber auch Tees aus Melisse, Pfefferminze oder Fenchel Mittel der ersten Wahl. Unterstützend können Sie sich eine Wärmflasche auf den Bauch legen.

Bei Bauchweh Kamillentee trinken und Wärmflasche auf den Bauch

Bauchweh bei Kindern

Klagt Ihr Kind länger als einen Tag über andauernde unklare Bauchschmerzen, sollten Sie den Kinderarzt aufsuchen!

Sodbrennen

Saures Aufstoßen und Brennen im Magen werden meist durch zu fette Speisen, Alkohol oder Süßigkeiten, manchmal durch Stress ausgelöst. Auch während der Schwangerschaft kommt es häufig zu Sodbrennen. Wenn das Baby heranwächst, benötigt es immer mehr Platz und drückt auf den Magen der Mutter. Dadurch wird der Mageninhalt wieder zurück in die Speiseröhre gedrückt, und dies führt zu Sodbrennen.

Rezeptfreie Medikamente gegen Sodbrennen

	Arzneimittel	Pflanzliche Mittel
Erwachsene	Talcid, Maaloxan Gelusil Lac	Kamillentee
Schwangere	Gaviscon	Kamillentee

Was können Sie sonst noch tun?

Bei Sodbrennen Hände weg von Fettem, Scharfem und Saurem

- Vermeiden Sie fettes Essen, scharfe Gewürze, Geräuchertes, Hülsenfrüchte, rohe Paprika und rohe Salatgurken, frisches Brot und frischen Hefekuchen sowie Alkohol, Kaffee oder säuernde Getränke wie zum Beispiel Orangensaft. Bei Magenübersäuerung und Sodbrennen sollten Sie außerdem auf kohlensäurehaltige Getränke verzichten. Nehmen Sie keine zu reichhaltigen Mahlzeiten zu sich, essen Sie langsam und kauen Sie gründlich. Manchmal hilft für zwischendurch trockener Zwieback oder Knäckebrot.
- Wenn die Beschwerden vorwiegend abends auftreten, sollten Sie nicht unmittelbar vor dem Schlafengehen essen; auch sollte die Abendmahlzeit leicht verdaulich sein.
- Schlafen Sie mit leicht erhöhtem Oberkörper; das gilt vor allem für Schwangere.

Erbrechen und Übelkeit

Meist ist eine Infektion der Magen- und Darmschleimhaut die Ursache für Erbrechen und Übelkeit. Dann sind in der Regel nach zwei Tagen die Beschwerden wieder verschwunden. Wenn Sie längere Zeit unter Übelkeit und Erbrechen leiden, sollten Sie den Arzt aufsuchen.

Rezeptfreie Medikamente gegen Erbrechen und Übelkeit

	Arzneimittel	Homöopathische Mittel
Erwachsene	Vomex A	Ipecacuanha D6 (EM) Bryonia D6 (EM) Tabacum D6 (EM)
Kinder (ab etwa 6 kg Gewicht)	Vomex A für Kinder	Hevertigon (KM)
Schwangere	In den ersten Monaten der Schwangerschaft treten Übelkeit und Erbrechen häufig auf und sind hormonell bedingt.	

Was können Sie sonst noch tun?

- Gegen morgendliche Übelkeit in der Schwangerschaft hilft es, vor dem Aufstehen etwas Weißbrot, Zwieback oder Knäckebrot zu essen oder eine Tasse Tee zu trinken; am besten stellen Sie sich eine Thermoskanne mit Tee neben das Bett. Manche Schwangere finden, dass Ingwer magenberuhigend wirkt. In schlimmen Fällen kann man auf Vomex A zurückgreifen.
- Ansonsten sollten Sie nach Übelkeit und Erbrechen einige Tage lang nur leichte, fettarme Kost zu sich nehmen.
- Da man beim Erbrechen wie bei Durchfall (siehe Seite 69) viel Wasser verliert, ist eine reichliche Flüssigkeitsaufnahme wichtig. Am besten trinkt man Mineralwasser, das dem Körper gleich die entzogenen Mineralien liefert.

Am Anfang der Schwangerschaft sind Erbrechen und Übelkeit hormonell bedingt

Blähungen

Mamas Kost kann auch beim Baby blähen

Nach einem deftigen Bohnengericht, nach Lauchtorte und Zwiebelsuppe sind Blähungen normal. Wenn hastiges Essen, Milchprodukte, Obst und Gemüse Blähungen verursachen, gibt es Präparate, die die Luft im Darm binden und so Erleichterung verschaffen. Auch Babys leiden häufig unter Blähungen, weil sie beim Essen Luft mitschlucken oder, wenn sie gestillt werden, über die Muttermilch blähende Stoffe aufnehmen, die ihr Organismus noch nicht verarbeiten kann.

Rezeptfreie Medikamente gegen Blähungen

	Arzneimittel	Pflanzliche Mittel	Homöopathische Mittel
Erwachsene/ Schwangere/ Stillende	Sab simplex als Tabletten Meteosan-Kapseln Lefax Kautabletten Elugan (Tropfen und Tabletten)	Anis, Fenchel, Kümmel als Tee	Carbo veget. D6 (EM)
Kinder	Sab simplex als Tropfen Elugan (Tropfen und Tabletten)	Anis, Fenchel, Kümmel als Tee	Carbo veget. D6 (EM)

Was können Sie sonst noch tun?

- Vermeiden Sie stark blähende Speisen wie Zwiebeln, Lauch, Hülsenfrüchte, Pumpernickel und Kohlgerichte, Kirschen und Trauben in großen Mengen. Vor allem Stillende sollten solche Nahrungsmittel nicht essen.
- Bevor die Blähungen den Bauch auftreiben, trinken Sie einen Tee aus Anis, Fenchel, Kümmel, Pfefferminze oder Kamille beziehungsweise aus einer Mischung aus diesen Kräutern.

Durchfall

Die nachfolgenden Arzneimittelempfehlungen gelten nur bei kurzzeitigem, also maximal zwei Tage andauerndem Durchfall. Bei länger anhaltendem Durchfall sollten Sie zum Arzt gehen und die Ursache abklären lassen.

Rezeptfreie Medikamente gegen Durchfall

	Arzneimittel	Pflanzliche Mittel	Homöopathische Mittel
Erwachsene	Oralpädon Loperamid	schwarzer Tee Uzara	Diarheel (KM) Veratrum Hom-accord (KM)
Kinder	Oralpädon	schwarzer Tee Uzara	Diarheel (KM) Veratrum Hom-accord (KM)
Schwangere/ Stillende	Oralpädon	schwarzer Tee	Diarheel (KM) Veratrum Hom-accord (KM)

Was können Sie sonst noch tun?

- Trinken Sie reichlich schwarzen Tee, den Sie folgendermaßen bereiten: Für Erwachsene pro Tasse einen, für Kinder einen halben Teelöffel schwarzen Tee mit kochendem Wasser aufgießen und 15 Minuten ziehen lassen. Je nach Geschmack können Sie auch grünen oder halbfermentierten Tee verwenden.
- Oralpädon füllt die Elektrolytspeicher wieder auf, versorgt also den Körper mit bestimmten lebensnotwendigen Salzen. Mineralwasser enthält ebenfalls eine Reihe dieser Salze. Deshalb auch reichlich Mineralwasser trinken.
- Geriebener (!) Apfel stoppt Durchfall und schmeckt gut – was insbesondere bei kleineren Kindern wichtig ist.

Bei Durchfall reichlich schwarzen Tee und ebenso reichlich Mineralwasser trinken

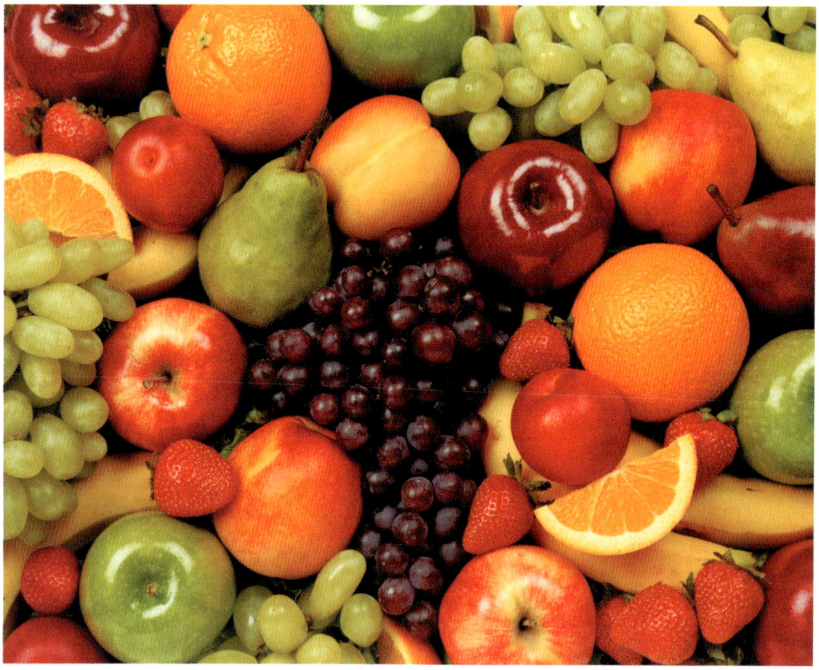

Verstopfung

Viel Trinken für eine gute Verdauung

Meist ist ballaststoffarmes Essen neben mangelnder Bewegung der Grund für Verstopfung. Achten Sie deshalb bei Ihrer Ernährung auf ausreichend Ballaststoffe. Damit die Ballaststoffe wirken können, müssen Sie außerdem reichlich trinken.

Rezeptfreie Medikamente gegen Verstopfung

	Arzneimittel	Pflanzliche Mittel
Erwachsene/ Schwangere/ Stillende	Microklist	Agiocur; außerdem viel Obst und Gemüse, Leinsamen, Haferkleie
Kinder	Microklist	viel Obst und Gemüse, Milchzucker; Agiocur

Was können Sie sonst noch tun?

- Trinken Sie immer ausreichend! Gerade bei älteren Menschen ist die Ursache für Verstopfung meist nicht eine ballaststoffarme Ernährung, sondern dass sie zu wenig Flüssigkeit zu sich nehmen. Mineralwasser, Leitungswasser, verdünnte Fruchtsäfte, Früchte- und Kräutertees sind als gesunde Durstlöscher geeignet und sorgen für Abwechslung.
- Ungünstig für die Verdauung sind große Mengen an schwarzem oder grünem Tee und Kaffee. Meiden sollten Sie außerdem Rotwein, Kakaogetränke, Schokolade, Zwieback, Weißbrot, Kekse und Fleisch.
- Ausreichend Bewegung bringt nicht nur Herz und Kreislauf, sondern auch den Darm in Schwung!

Gallenbeschwerden

Ernährungsfehler schaden auch der Galle

Fettes, schweres Essen, zu viel Alkohol oder Alltagsstress schlagen nicht nur auf den Magen, sondern können auch Gallenbeschwerden auslösen und die Leber belasten. Während der Schwangerschaft können Gallenprobleme vermehrt auftreten, da sich durch die hormonelle Umstellung leichter Gallensteine bilden. Mit zunehmendem Alter lässt darüber hinaus die Produktion der verdauungsfördernden Gallensäuren nach.

Rezeptfreie Medikamente gegen Gallenbeschwerden

	Pflanzliche Mittel	Homöopathische Mittel
Erwachsene	Cefabol Silymarin HepaBesch	Pankreaticum Hevert (KM) Hepaselect (KM)
Schwangere/ Stillende	Pfefferminztee	

Was können Sie sonst noch tun?

Pfefferminztee statt des Verdauungs-schnäpschens

- Nehmen Sie möglichst wenig Fett zu sich und bevorzugen Sie mehrere kleine Mahlzeiten am Tag – die Galle kann so leichter die zum Fettabbau notwendigen Gallensäuren produzieren.
- Vermeiden Sie Süßigkeiten und trinken Sie Alkohol nur in Maßen. Alkohol stoppt nämlich den Fettabbau; weshalb das »Verdauungsschnäpschen« für den Körper keine Erleichterung, sondern eine zusätzliche Belastung darstellt. Die Leistung der Galle unterstützen dagegen Bitterstoffe, die zum Beispiel in Artischockenextrakten enthalten sind. Das gilt auch für Pfefferminze; daher tut ein Glas Pfefferminztee nach dem Essen besonders gut.

Probleme mit der Blase

Für eines der häufigsten Probleme mit der Blase, eine Blasenentzündung, sind vor allem Frauen sehr anfällig, weil bei ihnen die Harnröhre kürzer als beim Mann ist und deshalb Keime leichter in die Blase aufsteigen können. Inkontinenz – das Unvermögen, den Harn zurückzuhalten – kommt vor allem bei älteren Menschen recht oft vor.

Welche Beschwerden haben Sie?

1. Schmerzen beim Wasserlassen	nein ❑	weiter: 2.
	ja ❑	weiter: 2.
2. häufiger Harndrang	nein ❑	weiter: 4.
	ja ❑	weiter: 3.
3. Urin riecht oder ist (rötlich) verfärbt	nein ❑	weiter: 4.
	ja ❑	Arzt aufsuchen!
4. Schmerzen in der Höhe der untersten Rippen im Rücken	nein ❑	weiter: 5.
	ja ❑	Unbedingt den Arzt aufsuchen!
5. Fieber	nein ❑	siehe »Blasenentzündung«
	ja ❑	Arzt aufsuchen!

Blasenentzündung

Schmerzen im Unterleib und Rücken, Brennen beim Wasserlassen und ständiger Harndrang sind typische Symptome einer Blasenentzündung. Meist sind zur Behandlung verschreibungspflichtige Antibiotika notwendig. Daneben kommen pflanzliche und homöopathische Mittel zum Einsatz.

Blasenentzündung kommt bei Frauen häufig vor

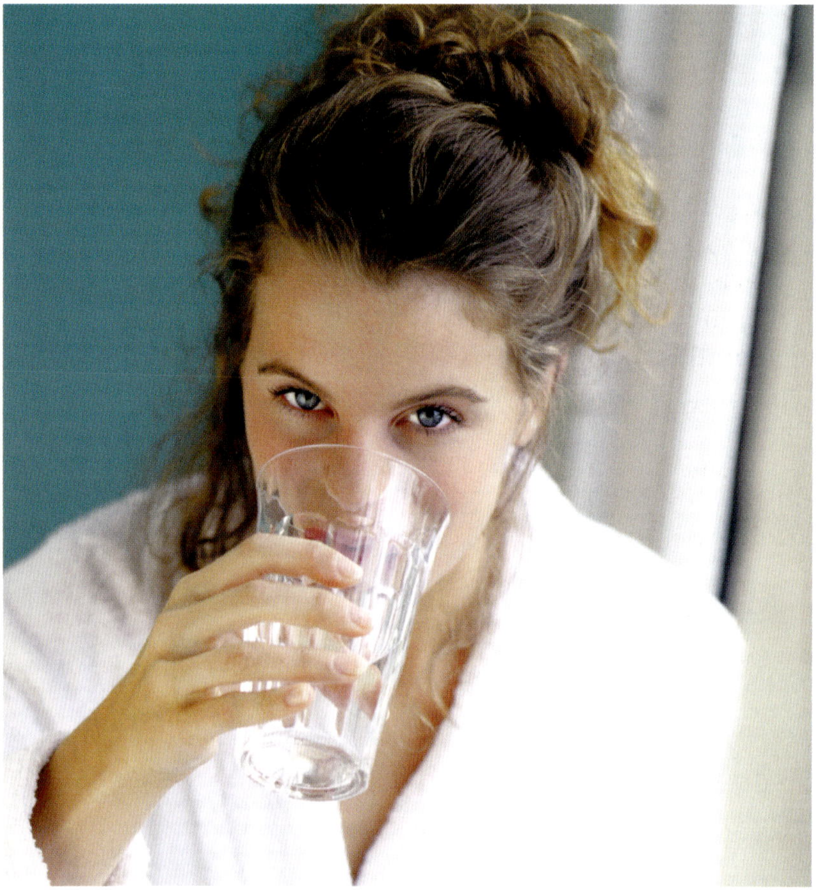

Rezeptfreie Medikamente gegen Blasenentzündung

	Pflanzliche Mittel	Homöopathische Mittel
Erwachsene	Arctuvan Cystinol Harntee 400	Dulcamara D 6 (EM) Pulsatilla D 6 (EM) Cysto Gastreu (KM)
Kinder/ Schwangere/ Stillende	Heumann Nieren- und Blasentee Solubitrat	Dulcamara D 6 (EM) Pulsatilla D 6 (EM) Cysto Gastreu (KM)

Was können Sie sonst noch tun?

- Damit Nieren und Blase gründlich durchgespült und die Bakterien leichter ausgeschwemmt werden, müssen Sie viel trinken. Sehr wirkungsvoll ist ein Tee aus einer Mischung von 20 g Birkenblättern, 25 g Solidagokraut, 20 g Orthosiphonblättern und 5 g Pfefferminzblättern, den Sie sich in der Apotheke herstellen lassen können. Erwachsene können sich zusätzlich 20 g Bärentraubenblätter untermischen lassen, Kinder, Schwangere und Stillende sollten darauf verzichten. Einen Esslöffel dieser Mischung mit einer Tasse kochendem Wasser übergießen, zehn Minuten ziehen lassen und bis zu fünfmal täglich trinken. Wenn sich die Beschwerden aber nach zwei Tagen nicht deutlich bessern, sollten Sie zum Arzt gehen. Falls Sie zu Blasenentzündungen neigen, können Sie diesen Tee auch vorbeugend trinken.
- Außerdem: Mit einer Decke um den Bauch die Unterleibsregion warm halten!

Bärentraubenblätter nur für Erwachsene!

Tipp: Einer Blasenentzündung vorbeugen

- Vorbeugend reichlich trinken – mindestens zwei Liter am Tag. Dadurch sinkt nicht nur das Risiko einer Blasenentzündung, sondern auch von Nierensteinen.
- Nach dem Stuhlgang den After immer von vorn nach hinten abwischen, damit keine Darmbakterien in die Blase gelangen können.
- Im Genitalbereich keine scharfen Seifen, Intimwaschlotionen oder Deodorants verwenden.
- Im Schwimmbad oder am Strand nasse Badekleidung gegen trockene wechseln.
- Warme Füße schützen vor Blasenentzündung; deshalb für alle Fälle auch im Sommer immer ein Paar Socken griffbereit haben.
- Durch Wasserlassen unmittelbar nach dem Geschlechtsverkehr können mögliche Krankheitserreger ausgespült werden.

Nieren und Blase müssen immer gründlich durchgespült werden

Inkontinenz

Spezielle Inkontinenzprodukte aus der Apotheke und eine konsequente Hautpflege

Das Thema Inkontinenz ist noch immer ein Tabu, obwohl Probleme mit der Blasenkontrolle weit verbreitet sind. Keine falsche Scham! Sprechen Sie mit Ihrem Arzt darüber, er kann Ihnen Inkontinenzprodukte verordnen. Fragen Sie auch in der Apotheke nach. Viele Apotheken halten Produktproben bereit.
Wichtig ist eine konsequente Pflege der Haut, wenn Inkontinenzvorlagen getragen werden. Prinzipiell gelten hier die gleichen Pflegemaßnahmen wie bei Säuglingen: Reinigen der Haut mit Wasser und wenig milder Seife, Auftragen eines Hautschutzes wie zum Beispiel Penatencreme. Da bei Inkontinenz die Genitalregion

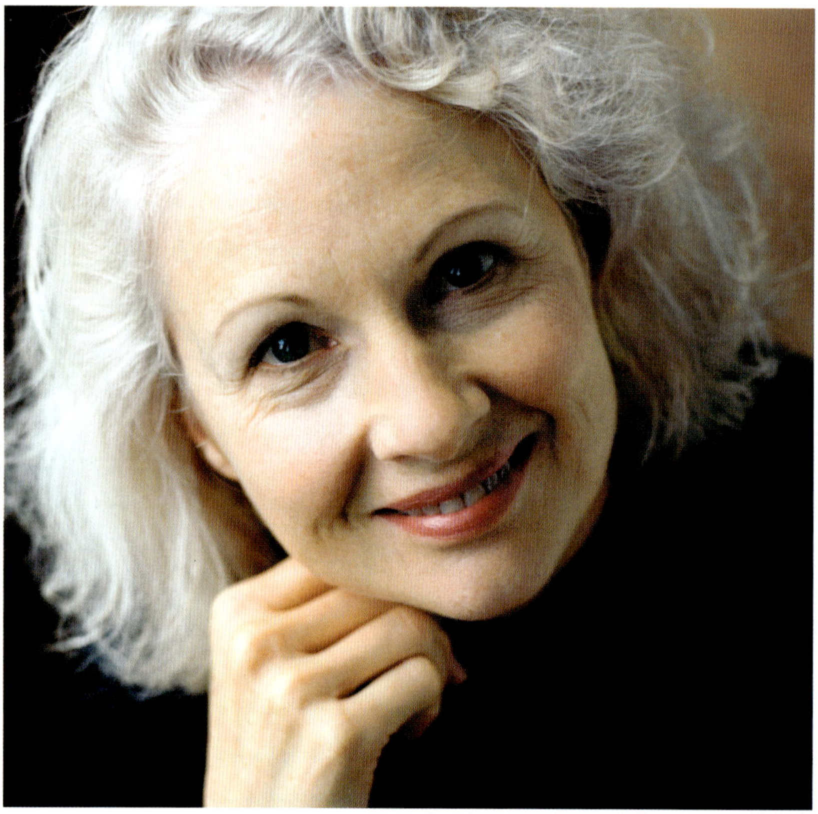

Rezeptfreie Medikamente gegen Inkontinenz	Pflanzliche Mittel
Erwachsene	Inconturina
Kinder	auch bei nächtlichem Bettnässen: Inconturina
Schwangere/Stillende	Durch die Schwangerschaft wird Druck auf die Blase ausgeübt; Inkontinenz verschwindet nach der Geburt im Allgemeinen rasch.

Nach der Schwangerschaft geht Inkontinenz meist vorbei

zwangsläufig häufiger gewaschen werden muss, wird die Haut ganz besonders stark beansprucht. Keinesfalls sollten aus Angst vor Geruchsbildung aggressive Waschlotionen verwendet werden. Sie würden den natürlichen Fett- und Säureschutzmantel der Haut zerstören. Treten Entzündungen auf, können Sie Sitzbäder mit Tannolact anwenden und die Haut mit Tannolact-Creme oder Hamamelis-Creme pflegen. Einige Hersteller von Inkontinenzprodukten bieten außerdem spezielle Pflegemittel an. Diese erhalten Sie ebenfalls in der Apotheke. Machen Sie darüber hinaus regelmäßig Beckenbodentraining, um die schwachen Beckenmuskeln zu kräftigen. Eine Anleitung dazu erhalten Sie bei der Gesellschaft für Inkontinenzhilfe (Adresse siehe unten).
Falls Sie eine Pflegeversicherung abgeschlossen haben, werden die Kosten in bestimmtem Umfang von der Pflegekasse übernommen. Informieren Sie sich hierzu bei Ihrer Krankenkasse.

Hilfreiche Adresse

Gesellschaft für Inkontinenzhilfe
Friedrich-Ebert-Straße 124
34119 Kassel
Tel.: 05 61/78 06 04
Fax: 05 61/77 67 70

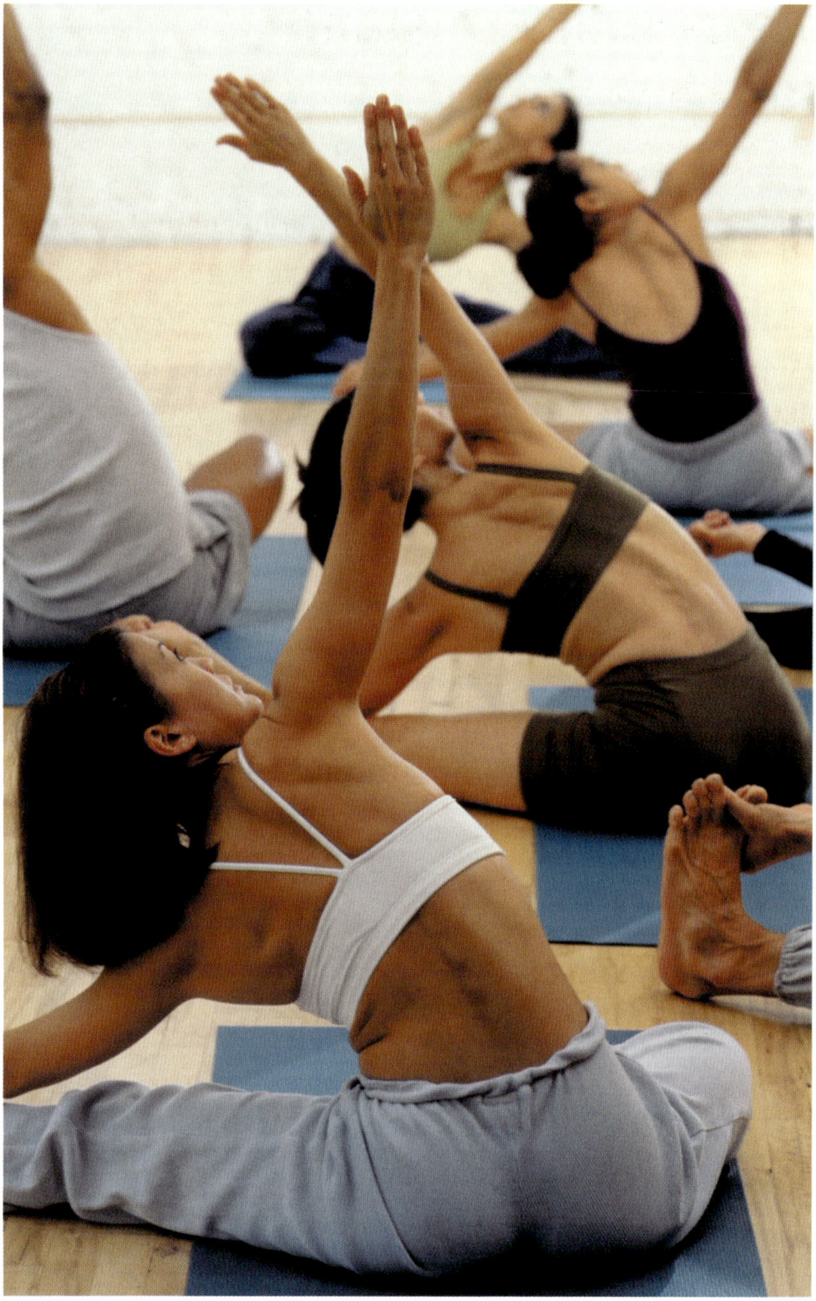

Herz- und Kreislaufbeschwerden

Die Gesundheit von Herz und Kreislauf ist durch eine ganze Reihe von Risikofaktoren gefährdet. Rauchen, Bewegungsmangel, Übergewicht und Stress zählen zu den Gefahren, die jeder weitgehend selbst abwenden kann. Die Behandlung eines zu hohen Blutdrucks, der auf Dauer zu Schäden an Gefäßen, Herz und Nieren führt, ist dagegen keine Sache der Selbstmedikation, sondern gehört auf jeden Fall in die Hand eines Arztes.

Niedriger Blutdruck

Wer unter niedrigem Blutdruck leidet, kann durch regelmäßigen Sport und Wechselduschen seinen Kreislauf in Schwung bringen. In vielen Fällen hilft auch eine Tasse Kaffee. Bei starken Problemen mit niedrigem Blutdruck kann Effortil als Tropfen oder Tabletten eingenommen werden.

Machen Sie niedrigem Blutdruck Beine: Treiben Sie Sport!

Durchblutungsstörungen

Leichte Durchblutungsstörungen äußern sich durch Kribbeln oder Taubheitsgefühl in den Händen oder Beinen und Füßen. Durch Reiben der Hände oder bei Bewegung verschwinden diese Erscheinungen. Ein bleibendes Taubheitsgefühl, Lähmungserscheinungen, motorische Ausfälle, Konzentrationsstörungen, Verwirrtheit und Sprachstörungen sollten unbedingt mit dem

Rezeptfreie Medikamente gegen Durchblutungsstörungen

	Pflanzliche Mittel	Homöopathische Mittel
Erwachsene	Craton oder ein anderes Ginkgo-Präparat Knoblauchpräparate wie z. B. Kwai	Ginkgo biloba comp. Hevert (KM) Artemisia abrotanum D3 (EM)

Arzt besprochen werden. Wenn er Durchblutungsstörungen festgestellt hat, können Sie die oben vorgeschlagenen Präparate anwenden.
Schwangere sollten bei Durchblutungsstörungen mit dem Arzt sprechen.

Was können Sie sonst noch tun?

- Vermeiden Sie Alkohol und rauchen Sie nicht.
- Steigern Sie die Durchblutung durch sportliche Aktivitäten.
- Wechselduschen, die immer mit kaltem Strahl enden, regen den Kreislauf an.
- Achten Sie auf Ihre Vitamin-E-Versorgung. Viel Vitamin E enthalten Weizenkeime und zahlreiche pflanzliche Öle. Eventuell sollten Sie Ihren Bedarf an Vitamin E auch mit Vitaminpräparaten aus der Apotheke ergänzen.

Vitamin E für die Durchblutung

Herzinsuffizienz

Eine leichte Herzinsuffizienz bedeutet, dass die Muskelkraft des Herzens leicht nachlässt und der Herzmuskel mit Sauerstoff etwas unterversorgt ist. Manchmal wird diese Schwäche als Altersherz beschrieben. Für diese Fälle ist Crataegus – Weißdorn – das Mittel der Wahl. Es stärkt den Herzmuskel, er wird wieder mit

Rezeptfreie Medikamente gegen Herzinsuffizienz

	Pflanzliche Mittel	Homöopathische Mittel
Erwachsene	Crataegutt Cratecor Kytta-Cor novo Craegium	Crataegus D4 (EM)

mehr Sauerstoff versorgt und kann das Blut besser durch den Körper pumpen. Sprechen Sie aber auf jeden Fall mit Ihrem Arzt, wenn Sie zusätzlich zu einer verordneten Therapie ein Weißdorn-Präparat einnehmen möchten.

Weißdorn stärkt das Herz

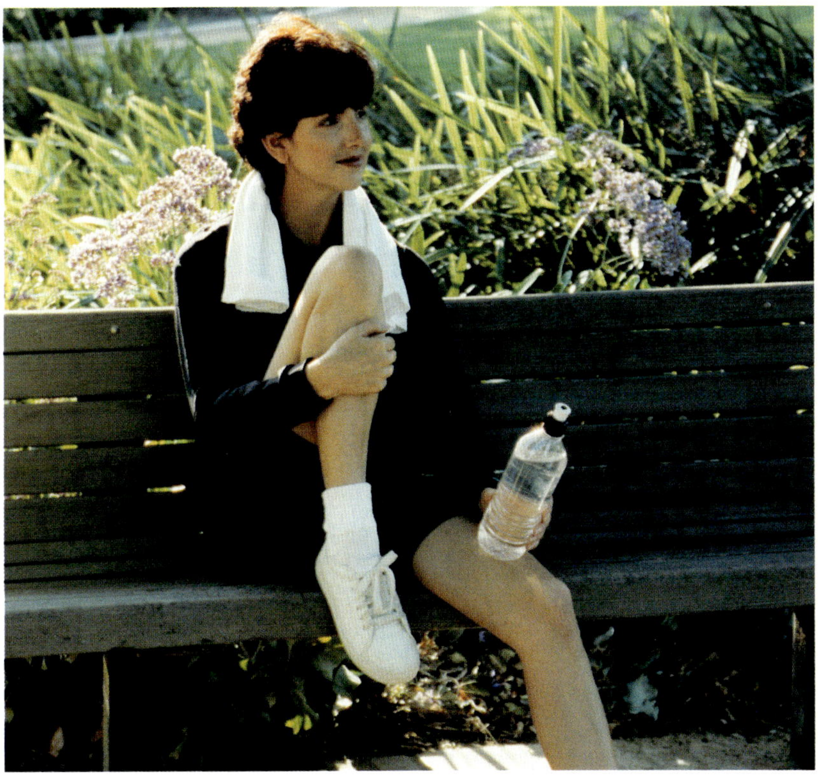

Venenerkrankungen und Hämorrhoiden

Venenerkrankungen und Hämorrhoiden in einem Kapitel – auf den ersten Blick erscheint dies erstaunlich. Doch beide Erkrankungen haben die gleiche Ursache: Bindegewebsschwäche und sich nicht optimal zusammenziehende Venen. Die Testfragen zu diesen beiden Gesundheitsproblemen sind allerdings in zwei verschiedene Checklisten unterteilt.

Venenerkrankungen: Welche Beschwerden haben Sie?

1. Schweregefühl in den Beinen	nein	❑	weiter: 2.
	ja	❑	weiter: 3.
2. Ziehen in den Beinen	nein	❑	weiter: 3.
	ja	❑	weiter: 3.
3. angeschwollene Knöchel oder Beine, Wasser in den Beinen	nein	❑	weiter: 4.
	ja	❑	dick geschwollen: Arzt aufsuchen! leicht geschwollen: weiter: 4.
4. Treten die Beschwerden nach langem Sitzen auf?	nein	❑	weiter: 5.
	ja	❑	weiter: 5.
5. Treten die Beschwerden nach langem Stehen auf?	nein	❑	weiter: 6.
	ja	❑	weiter: 7.
6. Treten die Beschwerden morgens auf?	nein	❑	weiter: 7.
	ja	❑	Arzt aufsuchen!

Venenerkrankungen: Welche Beschwerden haben Sie? (Fortsetzung)

7. Treten die Beschwerden im Lauf des Tages oder abends auf?	nein	❑	weiter: 8.
	ja	❑	weiter: 8.
8. Hautveränderungen an den Beinen (Schuppen, Besenreiser, Rötungen, Entzündungen)	nein	❑	weiter: 10.
	ja	❑	weiter: 9.
9. schlecht heilende Wunde am Bein	nein	❑	weiter: 10.
	ja	❑	Arzt aufsuchen! siehe »Offene Beine«
10. deutlich hervortretende Krampfadern	nein	❑	weiter: 11.
	ja	❑	Arzt aufsuchen!
11. Haben Sie Übergewicht?	nein	❑	weiter: 12.
	ja	❑	siehe »Dicke Beine«
12. Sind Sie schwanger?	nein	❑	weiter: 13.
	ja	❑	ab 4. Monat Stützstrümpfe
13. Haben Sie Grunderkrankungen wie Diabetes, Herzprobleme usw. oder rauchen Sie?	nein	❑	siehe »Dicke Beine«
	ja	❑	Arzt aufsuchen!

Rauchen ist Gift für die Venen

Dicke Beine

Vor allem nach langem Stehen oder bei weiten Reisen im Flugzeug oder Bus kommt es aufgrund der Unbeweglichkeit zu Blutstauungen und Wasseransammlungen in den Beinen und sie schwellen an. Neben pflanzlichen und homöopathischen Mitteln helfen auch ein paar Selbsthilfemaßnahmen, damit die Beine wieder »leichter« werden. Gerade bei dauernder sitzender oder stehender Tätigkeit sollte dicken Beinen vorgebeugt werden, um Schäden an den Venen wie Krampfadern oder einer Thrombose vorzubeugen.

Wann immer es möglich ist, Beine hochlegen

Rezeptfreie Medikamente gegen dicke Beine

	Pflanzliche Mittel	Homöopathische Mittel
Erwachsene	Venoruton oder Antistax als Tabletten und Tropfen äußerlich Salben oder Gele mit Rosskastanie, Weinlaub o. Ä.; diese lindern Schmerzen und Spannungsgefühl	Aesculus Pentarkan (KM) Calcium fluoratum D6 (EM)
Schwangere/ Stillende	ab 4. Monat: Venoruton (nicht in der Stillzeit!)	Aesculus hippocastanum D4 (EM)

Was können Sie sonst noch tun?

- Sind die Fußknöchel oder Beine angeschwollen, legen Sie sie hoch. Zum Schlafen reicht schon ein Kissen unter den Beinen aus.
- Unterstützend können Sie kühle Wickel anlegen. Dafür tränken Sie Leintücher mit einer Mischung aus essigsaurer Tonerde (Apotheke) und kühlem Wasser.
- Auch Schenkelgüsse lindern die Beschwerden und beugen dicken Beinen vor. Beginnen Sie an der rechten Ferse und gießen Sie einen schwachen Strahl kalten Wassers nach oben ansteigend über die Wade bis zum Oberschenkel. Am besten geht das mit einer Gießkanne.

Kalte Schenkelgüsse stärken die Venen

- Beginnen Sie eine Woche vor Antritt einer längeren Reise mit der Einnahme eines Venenmittels, zum Beispiel Venoruton.
- Treiben Sie regelmäßig Sport. Besonders gut für die Venen sind Schwimmen und Radfahren. Tanzen oder Gymnastik ist ebenfalls empfehlenswert.
- Rauchen Sie nicht, um die geschwächten Gefäße nicht zusätzlich zu belasten.
- Bei Übergewicht sollten Sie abnehmen.

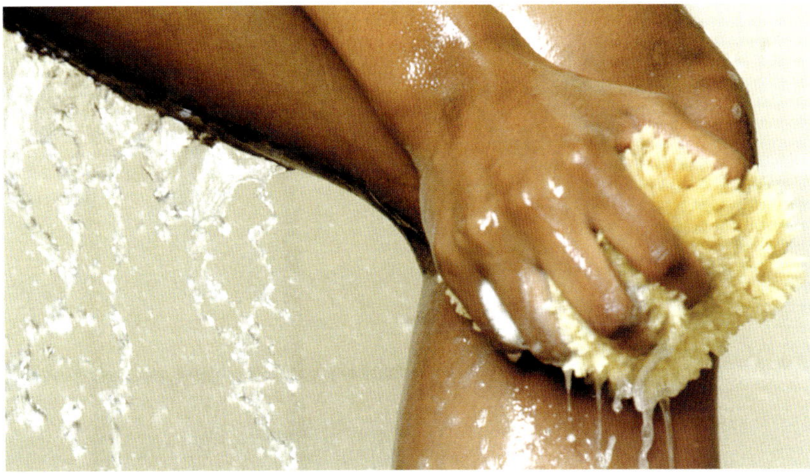

Mit Stützstrümpfen gegen schwache Venen

Stützstrümpfe helfen bei schwachen Venen optimal. Die Kompression, also der Druck auf die Unterschenkel, stärkt von außen die Venenwände. Diese können sich dadurch nur beschränkt ausdehnen, und Stauungen werden vermieden. Die Beine schwellen nicht an, und Krampfadern haben wenig Chancen, sich weiter auszubreiten. Es gibt stützende Strümpfe, die Sie in Ihrer Konfektionsgröße kaufen. Hier können Sie unter vielen modischen Farben und Designs auswählen. Kompressionsstrümpfe hingegen werden vom Arzt verordnet und genau für Ihre Beine angepasst. Die Farbpalette ist hier nicht so groß. Doch wer modebewusst ist, zieht über hautfarbene Kompressionsstrümpfe einfach dünne Nylonstrümpfe in der Farbe und dem Muster seiner Wahl. Kompressionstrümpfe sind manchmal nicht ganz einfach anzuziehen. Es gibt aber einige Tricks: Mehr Griffigkeit haben Sie, wenn Sie zum Anziehen Gummihandschuhe tragen. In der Apotheke können Sie auch nach einer Anziehhilfe fragen: Dabei werden die Strümpfe über eine Art Bügel gezogen, was das Hineinschlüpfen deutlich erleichtert. Stützende Strümpfe und Kompressionstrümpfe waschen Sie am besten mit einem Feinwaschmittel in der Handwäsche. Zum Trocknen legen Sie die Strümpfe auf ein Handtuch – aber nie auf die Heizung!

Unterstützung für die Venen durch stützende Strümpfe und Kompressionsstrümpfe

Offene Beine (Ulkusgeschwüre)

Hierbei handelt es sich um schlecht heilende, meist relativ großflächige Wundbereiche. Die Ursachen sind mangelnde Durchblutung, Venenerkrankungen und auch Rauchen.

Moderne Wundauflagen haben viele Vorteile

Das Wichtigste ist eine vernünftige Wundversorgung. Dafür eignen sich besonders gut die modernen Wundauflagen, die aber häufig von den Ärzten nicht verordnet werden. Diese Wundauflagen erscheinen zunächst recht teuer, haben aber viele Vorteile: Sie fördern aktiv die Wundheilung, die Dauer der Behandlung ist wesentlich kürzer als mit herkömmlichen Verbandsmitteln, und Folgebehandlungen sind im Allgemeinen nicht notwendig. Sprechen Sie also Ihren behandelnden Arzt oder Ihren Apotheker auf moderne Wundversorgungsmöglichkeiten an. Bei herkömmlichem Verbandsmaterial wird beim mindestens täglichen Wechsel von Kompressen und Verbänden die Wundruhe gestört. Moderne Auflagen verbleiben dagegen längere Zeit auf den Wunden und unterstützen die körpereigenen Stoffe zur Wundheilung, die von herkömmlichen Kompressen weggesaugt werden. Beispiele für moderne Hydrokolloide als Wundauflagen sind Varihesive, Hydrocoll und Tegasorb.

Bei offenen Beinen ist Wundruhe wichtig

Lassen Sie sich beraten. Es gibt die Wundauflagen von verschiedenen Herstellern in unterschiedlichen Größen. Auch kann die Schwere der Erkrankung bei der Auswahl eine Rolle spielen. Außerdem ist meist zusätzlich eine Kompressionstherapie notwendig, um die Venen zu entlasten.

Hämorrhoiden

Hämorrhoiden sind zwar keine gefährliche Erkrankung, können aber äußerst unangenehm sein. Die knotenförmig erweiterten Blutgefäße am After jucken, nässen und brennen. Wenn die Beschwerden weiter fortschreiten, kann es zu Problemen mit dem Schließmuskel kommen. Manchmal sondern Hämorrhoi-

Hämorrhoiden: Welche Beschwerden haben Sie?

1. Kribbeln oder Jucken am After	nein	❑	weiter: 2.
	ja	❑	weiter: 2.
2. Nässen	nein	❑	weiter: 3.
	ja	❑	weiter: 3.
3. Schmerzen	nein	❑	weiter: 4.
	ja	❑	weiter: 4.
4. Fremdkörpergefühl	nein	❑	weiter: 5.
	ja	❑	Arzt aufsuchen!
5. Tastbare Schwellung	nein	❑	weiter: 6.
	ja	❑	Arzt aufsuchen!
6. Blutet es nach dem Stuhlgang/Blut auf dem Kot, Blut am Toilettenpapier?	nein	❑	weiter: 7.
	ja	❑	Arzt aufsuchen!
7. Haben Sie Verstopfung?	nein	❑	weiter: 8.
	ja	❑	weiter: 8.
8. erstmaliges Auftreten	nein	❑	weiter: 9.
	ja	❑	siehe »Hämorrhoiden«
9. häufigeres Auftreten, ständiges Problem, mehr als viermal im Jahr	ja	❑	Arzt aufsuchen!

den auch Blut ab. Falls Sie Blut auf dem oder im Stuhl entdecken sollten Sie unbedingt mit Ihrem Arzt sprechen, um andere Erkrankungen auszuschließen.

Auch Hämorrhoiden werden durch ein schwaches Bindegewebe verursacht

Was können Sie sonst noch tun?

- Durch Beckenbodengymnastik (Informationen hierzu erhalten Sie bei der Gesellschaft für Inkontinenzhilfe; Adresse siehe Seite 77) können Sie das Bindegewebe stärken und damit das Fortschreiten von Hämorrhoiden stoppen.

Rezeptfreie Medikamente gegen Hämorrhoiden

	Arzneimittel	Pflanzliche Mittel
Erwachsene	Posterisan Zäpfchen Posterisan Anal-tampons (Haemotamp)	Hametum Salbe oder Zäpfchen
Schwangere/ Stillende		Hametum Salbe oder Zäpfchen

Bei Hämorrhoiden feucht reinigen und für eine gute Verdauung sorgen

- Auch eine feuchte Reinigung nach dem Stuhlgang – am besten mit Wasser oder alkoholfreien Reinigungstüchern – lindert die Beschwerden und vermeidet eine weitere Entzündung der Hämorrhoiden.
- Solange Sie behandlungsbedürftige Beschwerden haben, sollten Sie nach jedem Stuhlgang den After mit dem Mittel gegen Hämorrhoiden neu eincremen und die Salbe mit dem Applikator in den Enddarm einbringen. Bei Zäpfchen, die am besten nachts angewendet werden, müssen Sie darauf achten, dass diese nicht zu tief in den Enddarm eingeführt werden. Das Ende des Zäpfchens muss noch von außen ertastbar sein. Besser sind Analtampons, die nur etwa zur Hälfte eingeführt werden und so auch den Schließmuskel mitbehandeln.
- Achten Sie auf ausreichend Ballaststoffe in Ihrer Ernährung, damit Sie nicht wegen Verstopfung zu stark beim Stuhlgang pressen müssen. Trinken Sie außerdem viel, damit der Stuhl nicht unnötig fest wird.
- Falls Sie mit Kondomen verhüten, sollten Sie unmittelbar vor dem Geschlechtsverkehr auf die Anwendung von Hämorrhoidencremes verzichten, da diese die Reißfestigkeit der Kondome herabsetzen.

Probleme mit den Augen

Augenentzündungen sind keine Bagatelle und dürfen nur in leichten Fällen selbst behandelt werden. Bei Beschwerden, die sich nach ein bis zwei Tagen nicht bessern, oder bei schweren oder eitrigen Augenentzündungen sowie bei Verätzungen oder Fremdkörpergefühl im Auge sollten Sie in Ihrem eigenen Interesse immer zum Augenarzt gehen beziehungsweise am Wochenende den entsprechenden notärztlichen Dienst aufsuchen.

Welche Beschwerden haben Sie?

1. Haben Sie Heuschnupfen?	nein	❑	weiter: 2.
	ja	❑	siehe »Allergien«
2. Tränen die Augen?	nein	❑	weiter: 3.
	ja	❑	weiter: 7.
3. Brennen die Augen?	nein	❑	weiter: 4.
	ja	❑	weiter: 4.
4. Sind die Lider morgens verklebt?	nein	❑	weiter: 5.
	ja	❑	Arzt/Augenarzt aufsuchen!
5. Sind die Lidränder entzündet?	nein	❑	weiter: 6.
	ja	❑	weiter: 6.
6. Sind die Augen zugeschwollen?	nein	❑	siehe »Bindehautentzündung/ Lidrandentzündung«
	ja	❑	Augenarzt aufsuchen!
7. Haben Sie ein Gerstenkorn?	nein	❑	weiter: 8.
	ja	❑	siehe »Gerstenkorn«; in schlimmen Fällen gleich den Augenarzt aufsuchen!
8. andere Beschwerden	nein	❑	siehe »Trockene Augen«
	ja	❑	Augenarzt aufsuchen!

Bei Heuschnupfen werden auch die Augen in Mitleidenschaft gezogen

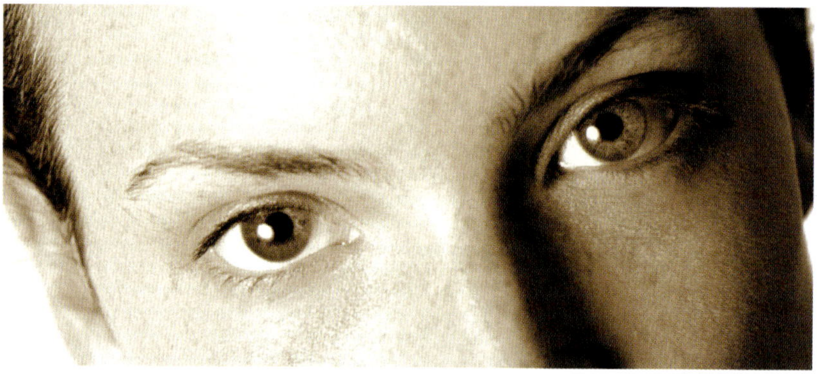

Bindehautentzündung/Lidrandentzündung

Mit Augenentzündungen ist nicht zu spaßen!

Gerötete, brennende und entzündete Lidränder können zum Beispiel im Zusammenhang mit Erkältungskrankheiten, bei zu wenig Schlaf und durch den Aufenthalt in verrauchten Räumen auftreten. Sind die Beschwerden nach spätestens zwei Tagen nicht verschwunden, kann die Entzündung durch Bakterien verursacht sein, und der Arzt muss ein Antibiotikum verschreiben.

Was können Sie sonst noch tun?

- Schützen Sie Ihre Augen vor Zugluft und starker Sonnenstrahlung mit einer Sonnenbrille.

Rezeptfreie Medikamente gegen Bindehautentzündung/Lidrandentzündung

	Arzneimittel	Homöopathische Mittel
Erwachsene	Berberil, Biciron, Noviform, Posiformin	Euphrasia Augentropfen
Kinder/ Schwangere/ Stillende	Berberil Biciron	Euphrasia Augentropfen

- Versuchen Sie, nicht am Auge zu reiben. Vermeiden Sie am Auge den Kontakt mit Papiertaschentüchern, Kosmetiktüchern oder Watte, da diese Produkte flusen.
- Waschen Sie sich vor der Anwendung von Augenpräparaten immer gründlich die Hände, um keine zusätzlichen Keime ins Auge zu bringen.

Jeden Reiz am Auge vermeiden

Trockene Augen

Trockene Augen, die sich durch ständiges Tränen der Augen äußern, können viele Ursachen haben. Bei manchen Frauen tritt dieses Problem in den Wechseljahren auf. Langes Arbeiten am Computer kann durch das angestrengte Blicken auf den Bildschirm den natürlichen Lidschlag beeinflussen, der das Auge feucht hält. Auch einige Medikamente haben einen Einfluss auf die Tränendrüsen. Sprechen Sie am besten mit Ihrem Augenarzt darüber, was bei Ihnen die Ursache für trockene Augen sein könnte. Gönnen Sie Ihren Augen bei der Bildschirmarbeit regelmäßige Entspannungspausen: Blinzeln Sie immer wieder verstärkt und richten Sie den Blick in die Ferne. Lassen Sie in jedem Fall ihre Sehschärfe testen, vor allem wenn Sie am Computer arbeiten.

Rezeptfreie Medikamente gegen trockene Augen

	Arzneimittel
Erwachsene	Isopto naturale, Vidisept Sic ophthal sine für Kontaktlinsenträger: Protagent SE
Schwangere/ Stillende	Manchmal kommt es durch die hormonelle Umstellung in der Schwangerschaft zu trockenen Augen. Sie können unbedenklich alle oben genannten Augentropfen verwenden.

Bildschirmarbeit ist Stress für die Augen

Gerstenkorn

Eine gerstenkorngroße, schmerzhafte Entzündung am Lidrand nennt man Gerstenkorn. Normalerweise bildet sich ein Gerstenkorn nach zwei bis drei Tagen zurück. Erwachsene können das Arzneimittel Noviform verwenden. Vor dem Auftragen der Salbe die Hände waschen.

Was können Sie sonst noch tun?

Das Gerstenkorn nie selbst ausdrücken!

- Reiben Sie nicht am Auge, und versuchen Sie nicht, das Gerstenkorn auszudrücken.
- Wenn das Gerstenkorn nicht nach zwei bis drei Tagen abgeheilt ist, sondern sich vergrößert, das Lid dick anschwillt oder die Entzündung eitrig wird, sollten Sie unbedingt zum Augenarzt gehen. Er wird dann entscheiden, ob er das Gerstenkorn öffnet oder ob eine Behandlung mit einem Antibiotikum notwendig ist.

Falls Sie Kontaktlinsen tragen

Kontaktlinsenträger müssen vor der Anwendung von Augenpräparaten die Linsen herausnehmen – es sei denn, es ist ausdrücklich »für Kontaktlinsenträger« vermerkt. Die Linsen verfärben sich durch zahlreiche Augenpräparate und werden unbrauchbar.

Falls Sie ein Medikament in Tropfenform verwenden, können Sie normalerweise nach 15 Minuten Ihre Kontaktlinsen wieder einsetzen. Bei Salben, Cremes usw. sollten Sie einige Stunden auf die Kontaktlinsen verzichten. Lesen Sie aber auf jeden Fall stets im Beipackzettel nach, was zu beachten ist, wenn Sie Kontaktlinsen tragen.

Probleme mit den Ohren

Die Ohren machen im Allgemeinen wenig Beschwerden. Gelegentlich treten leichte Schmerzen oder ein Druckgefühl in Verbindung mit einer Erkältung auf, weil die Nebenhöhlen zuschwellen und der Druckausgleich mit dem Trommelfell gestört ist. Bei Kindern sollte man jedoch bereits beim leisesten Verdacht auf Ohrenschmerzen den Arzt aufsuchen, damit kein Gehörschaden entsteht.

Welche Beschwerden haben Sie?

1. Druck auf den Ohren	nein	❑	weiter: 2.
	ja	❑	weiter: 5.
2. Ohrenschmerzen	nein	❑	weiter: 6.
	ja	❑	weiter: 3.
3. mit Fieber	nein	❑	weiter: 4.
	ja	❑	weiter: 4.
4. mit Ausfluss aus dem Ohr	nein	❑	weiter: 5.
	ja	❑	Arzt aufsuchen!
5. mit Erkältung	nein	❑	weiter: 6.
	ja	❑	weiter: 6.
6. mit Ohrenschmalz verstopfte Gehörgänge	nein	❑	weiter: 7.
	ja	❑	siehe »Zu viel Ohrenschmalz«
7. Haben Sie Ohrgeräusche wie Klingeln, Summen o. Ä.?	nein	❑	weiter: 8.
	ja	❑	Arzt aufsuchen!
8. Dauern die Beschwerden unverändert länger als zwei Tage?	nein	❑	weiter: 9.
	ja	❑	Arzt aufsuchen!
9. Hören Sie schlecht?	ja	❑	Arzt aufsuchen!

Bei Ausfluss aus dem Ohr zum Arzt gehen!

Ohrenschmerzen

Mit Kindern bei Ohrenschmerzen immer zum Arzt!

Ohrenschmerzen sind sehr unangenehm und ziehen meistens auch in den Kopf oder den Kiefer. Wenn Sie häufiger unter Ohrenschmerzen leiden, sollten Sie einen Hals-Nasen-Ohren-Arzt aufsuchen, damit die Ursache abgeklärt werden kann. Bei Kindern muss immer dem Verdacht auf Mittelohrentzündung nachgegangen werden, die unbedingt einer Behandlung bedarf.

Rezeptfreie Medikamente gegen Ohrenschmerzen

	Arzneimittel	Homöopathische Mittel
Erwachsene	Otalgan, Otodolor	Pulsatilla D 2 (EM)
Kinder	Bei kleineren Kindern den Arzt aufsuchen, da Mittelohrentzündung unbedingt behandelt werden sollte; Risiko: Gehörschwäche, Gehörverlust	
Schwangere/ Stillende	Otodolor	

Was können Sie sonst noch tun?

Nasentropfen können bei Ohrenschmerzen helfen

- In der kalten Jahreszeit oder wenn es sehr windig ist, sollten Sie Ihre Ohren durch eine Mütze oder ein Kopftuch schützen.
- Treten die Beschwerden zusammen mit einer Erkältung auf, sollten Sie ein Nasenspray (z. B. Olynth, Otriven oder ein Mittel von ratiopharm) anwenden, damit die Schleimhäute in den Nebenhöhlen wieder abschwellen.
- Falls sich die Beschwerden nach zwei bis drei Tagen nicht bessern oder Sie den Eindruck haben, schlechter zu hören, sollten Sie unbedingt zum Arzt gehen. Auch wenn aus dem Ohr Eiter oder eine andere Absonderung läuft, ist ein Arztbesuch dringend notwendig.

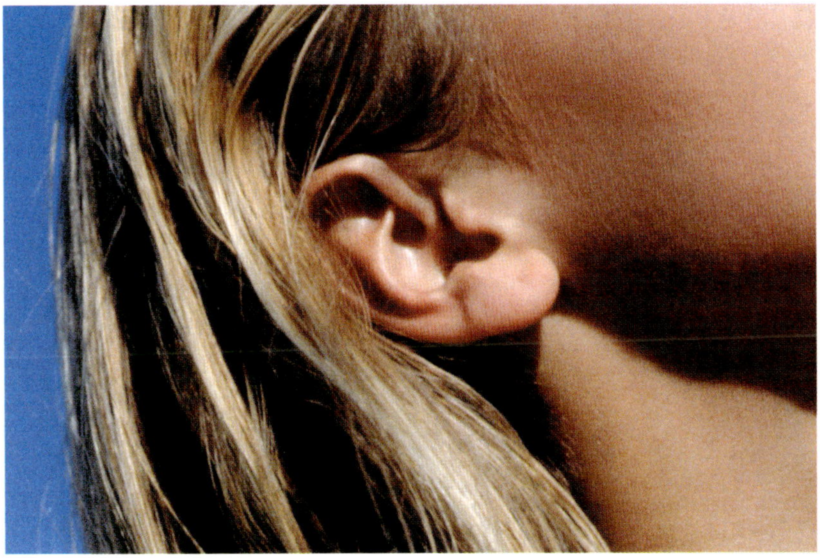

Zu viel Ohrenschmalz

Bei übermäßiger Produktion der Talg- und Schweißdrüsen im äußeren Gehörgang kann sich ein Pfropf bilden, der den Gehörgang zum Teil oder auch komplett verschließt. Man hat dann ein dumpfes Gefühl im Ohr und leidet unter Schwerhörigkeit. Für Erwachsene empfiehlt sich in diesem Fall das Arzneimittel Otowaxol, für Kinder Otitex.

Was können Sie sonst noch tun?

- Beim Entfernen des Ohrenschmalzes mit den beiden genannten Präparaten halten Sie sich bitte genau an die Anweisung in der Packungsbeilage.
- Reinigen Sie die Gehörgänge am besten regelmäßig mit einem weichen Tuch, und zwar nur so tief, wie Sie ohne Hilfsmittel hineinreichen. Ohrenstäbchen sollten wegen der möglichen Verletzungsgefahr nicht eingesetzt werden.

Den Gehörgang immer ganz vorsichtig reinigen

Tinnitus

Mit Entspannung gegen Ohrgeräusche

Tinnitus bezeichnet ein andauerndes Geräusch im Ohr. Manche Betroffene beschreiben es als Rauschen, andere als Brummen oder Klingeln. In vielen Fällen lässt sich keine genaue Ursache für die Ohrgeräusche feststellen. Tinnitus ist keine Krankheit, sondern ein Symptom. Eine organische Ursache für Tinnitus können Schäden am Innenohrnerv sein. Häufig wird Tinnitus aber auch durch Stress ausgelöst. Stress kann nämlich zu Durchblutungsstörungen im Innenohr führen, und als Folge der gestörten Zirkulation stellen sich Ohrgeräusche ein. Aus diesem Grund sind Entspannungsübungen oder autogenes Training ein Ansatz in der Therapie des Tinnitus. Daneben werden durchblutungsfördernde Medikamente eingesetzt. Hier sind besonders die Ginkgo-Präparate zu erwähnen. Auch mit homöopathischen Mitteln wie NeyTroph, NeyDop und NeyNormin kann eine Linderung der Symptome erreicht werden. Sehr oft wird es aber notwendig sein, dass der Betroffene mit den Ohrgeräuschen umzugehen lernt, denn in vielen Fällen verschwinden sie nicht.

Hilfreiche Adresse

Wenden Sie sich an die Deutsche Tinnitus-Liga

Deutsche Tinnitus-Liga e. V.
Am Lohsiepen 18
42369 Wuppertal
Tel.: 02 02/24 65 20
Fax: 02 02/2 46 52 20

Beschwerden der Frau

Kurz vor und während der Menstruation leiden viele Frauen unter Beschwerden. Auch ein unregelmäßiger Zyklus kommt häufig vor. Meist hängen diese Unpässlichkeiten mit natürlichen Hormonschwankungen zusammen und können gut selbst behandelt werden. Die hormonelle Umstellung in den Wechseljahren kann ebenfalls verschiedene Beschwerden verursachen, und auch hier gibt es Mittel und Tipps, die Erleichterung bringen. Auf den folgenden Seiten sind die häufigsten Beschwerden der Frau, mögliche Ursachen und eine Reihe von Abhilfemöglichkeiten zusammengestellt.

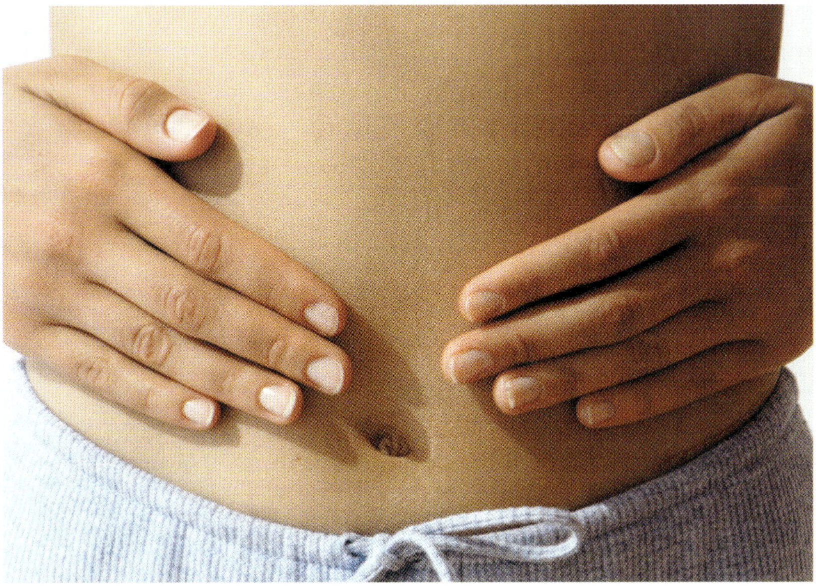

Menstruationsbeschwerden und Zyklusstörungen

Prämenstruelles Syndrom, PMS

An den Tagen vor den Tagen spielen die Hormone oft verrückt

Beim prämenstruellen Syndrom kommt es einige Tage vor der Menstruation zu Gewichtszunahme, Wassereinlagerungen, schmerzenden Brüsten, Kreuzschmerzen, Ziehen im Unterleib, Übelkeit, aber auch zu Depressionen und Aggressionen.
Ursachen: hormonell bedingte Störungen
Hilfe: Bei Schmerzen Paracetamol oder Ibuprofen, bei Krämpfen Buscopan einnehmen; außerdem salzarme Kost, Vitamin B_6, Entspannungsübungen, Agnolyt oder Cimicifuga D 6 (EM) einnehmen; die Einnahme der »Pille« kann eventuell helfen – sprechen Sie Ihren Arzt darauf an.

Regelschmerzen

Ursachen: vielfältig, oft hormonelle Störungen; Abklärung durch den Arzt
Hilfe: Bei Schmerzen Paracetamol oder Ibuprofen, bei Krämpfen Buscopan einnehmen; außerdem Wärme, beispielsweise Wärmflasche auf den Bauch legen, Bewegung und Sport; die Einnahme der »Pille« kann eventuell helfen – sprechen Sie Ihren Arzt darauf an.

Bei Regelschmerzen kann die »Pille« helfen

Zu schwache Blutung

Ursachen: Stress, körperliche oder seelische Belastung, Krankheit oder Einnahme der »Pille«
Hilfe: Treten häufiger schwache Blutungen auf, sollten Sie mit Ihrem Arzt darüber sprechen.

Zu starke Blutung

Ursachen: mehrere Geburten, Spirale, gutartige Geschwulst in der Gebärmutterwand; Abklärung immer durch den Arzt
Hilfe: Eventuell ist ein Hormonpräparat hilfreich, das Ihnen der Arzt verschreiben kann.

Zu kurze/zu lange Zyklen

Zu kurze Zyklen dauern weniger als 21 Tage, zu lange Zyklen länger als 35 Tage.
Ursachen: Hormonstörungen, Entzündungen, andere Gründe; Abklärung durch den Arzt
Hilfe: Agnolyt oder Cefanorm einnehmen.

Zwischenblutungen

Ursachen: Eisprung, gutartige Geschwulst in der Gebärmutterwand, Entzündungen, andere Gründe; Abklärung immer durch den Arzt
Hilfe: Treten die Zwischenblutungen während der Einnahme der »Pille« auf, sollten Sie eventuell auf ein anderes, für Sie günstigeres Präparat umsteigen.

Die Ursache von Zwischenblutungen muss immer vom Arzt abgeklärt werden!

Ausbleiben der Menstruation

Ursachen: Schwangerschaft, Hormonstörungen, andere Gründe (in einer extrem belastenden Phase des Lebens, bei schweren Erkrankungen oder auch bei Unterernährung kann die Menstruation ausbleiben); Abklärung durch den Arzt
Hilfe: Wenn keine Schwangerschaft vorliegt, Agnolyt oder Cefanorm einnehmen.

Ausfluss

Ein gewisser Ausfluss ist normal. Nimmt er aber stärkere Ausmaße an, ist er mit Unterleibsschmerzen und/oder Jucken und Brennen beim Wasserlassen verbunden, können dies Anzeichen einer Infektion sein.

Ausfluss in Verbindung mit Brennen und Jucken deutet auf eine Scheidenentzündung hin

Ursachen: Scheidenentzündung, Scheidenpilz; Abklärung durch den Arzt

Hilfe: Wenn Sie bereits mehrfach eine Pilzinfektion hatten, können Sie die Symptome wahrscheinlich leicht selbst erkennen. In diesem Fall können Sie sich in der Apotheke das rezeptfreie Mittel Gyno-Canesten oder ein entsprechendes preisgünstigeres Mittel eines anderen Herstellers besorgen. Erkundigen Sie sich, was Ihr Apotheker vorrätig hat (z. B. Antifungol, Canifug Vaginalcreme, Clotrimazol AL, Fungizid-ratiopharm, Jenamazol, Kade-Fungin). Sollte die Anwendung des Präparats jedoch innerhalb von drei Tagen keine deutliche Besserung bringen, gehen Sie zum Arzt.

Wechseljahrsbeschwerden

Die Wechseljahre bedeuten eine große Umstellung für den weiblichen Körper. Die Hormonproduktion verringert sich, und dies hat Einfluss auf eine Reihe von Vorgängen im Organismus. So reduziert sich der natürliche Schutz gegen einen zu hohen Cholesterinspiegel, die Knochenmasse nimmt verstärkt ab, und es kommt auch zu psychischen Veränderungen.

Gegen Wechseljahrsbeschwerden sind viele Kräuter gewachsen

Gegen innere Unruhe und Schlafstörungen, die bei vielen Frauen auftreten, helfen pflanzliche Medikamente: Beruhigend und ausgleichend wirken Präparate mit Melisse, Baldrian und Hopfen. Gegen depressive Verstimmungen hat sich Johanniskraut bewährt. Auch bei Hitzewallungen können pflanzliche oder homöopathische Präparate hilfreich sein. Sie enthalten meist Traubensilberkerze.

Rezeptfreie Medikamente gegen Wechseljahrsbeschwerden

Wirkstoffe	Mittel
Melisse, Baldrian, Hopfen, Passionsblume	z. B. Sedasyx, Vivinox
Johanniskraut und Kombinationen mit Johanniskraut	z. B. Sedariston, Hyperforat, Felis
Traubensilberkerze und andere Wirkstoffe, vor allem gegen Hitzewallungen	z. B. Cefakliman, Remifemin, Remifemin plus, Cimicifuga, Oligoplex (beide homöopatisch, KM)

Traubensilberkerze wirkt hormonähnlich

Was können Sie sonst noch tun?

- In manchen Fällen wird eine Behandlung mit Hormonen sinnvoll sein. Besprechen Sie das in Ruhe mit Ihrem Arzt und wägen Sie alle Vor- und Nachteile einer Hormontherapie ab.
- Solange noch eine gewisse Möglichkeit für eine Schwangerschaft besteht, sollten Sie bei der Empfängnisverhütung von der »Pille« auf Kondome, spermizide Zäpfchen oder das Diaphragma umsteigen.
- Wenn Sie beim Geschlechtsverkehr wegen trockener Scheidenschleimhaut Probleme haben, können Sie ein Gleitgel ausprobieren, beispielsweise KY Femilind.

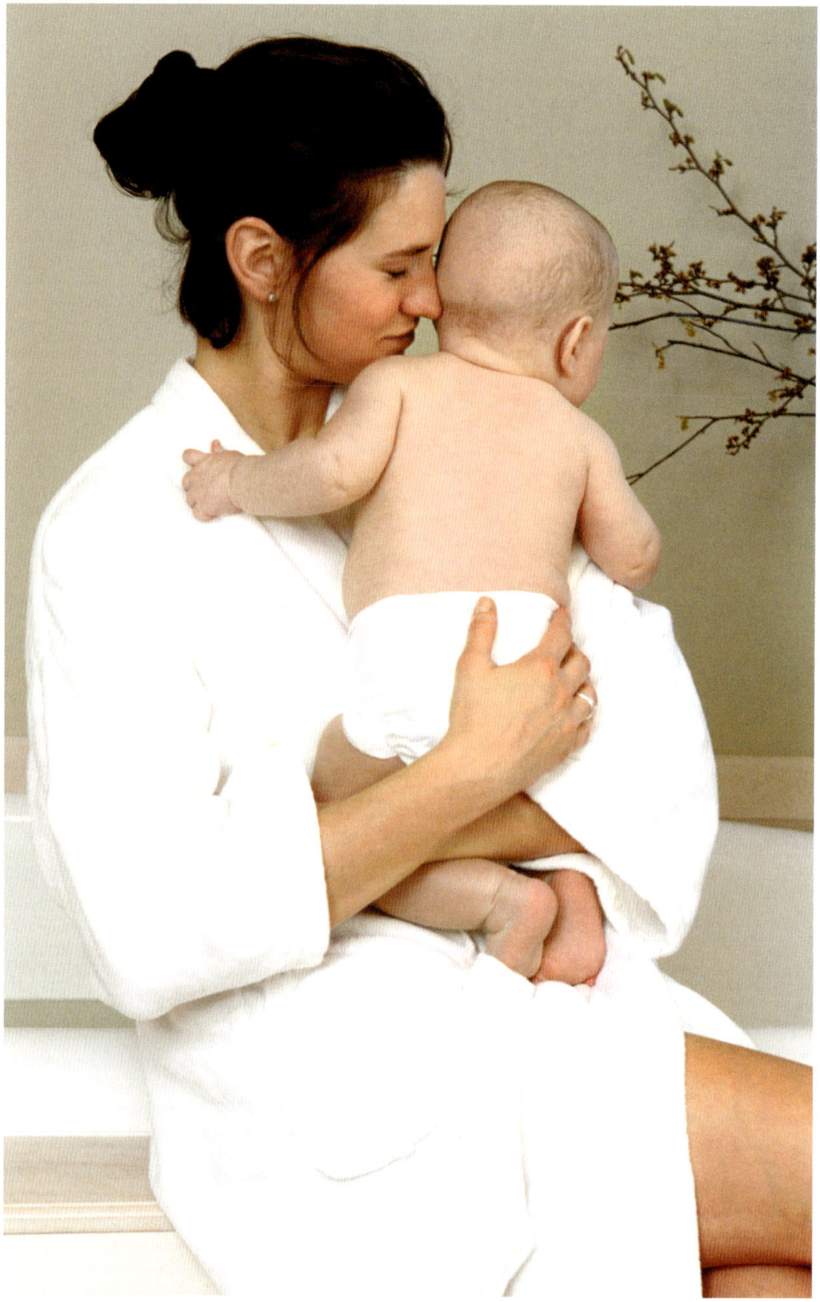

Beschwerden in der Schwangerschaft und Stillzeit

In diesem Kapitel geht es nicht um typische Beschwerden, die Schwangerschaft und Stillzeit mit sich bringen können, sondern um jene ganz allgemeinen Bagatellerkrankungen, bei denen Schwangere und Stillende zwar eine Behandlung benötigen, aber aus Sorge um die Gesundheit ihres Kindes meist unsicher sind, ob und welche Medikamente eingenommen werden dürfen.

Hilfe bei leichten Erkrankungen

Gehen Sie immer zum Arzt, wenn Sie während der Schwangerschaft erkranken. Informieren Sie den Arzt, wenn es nicht Ihr Gynäkologe ist, von Ihrer Schwangerschaft. Wenn Sie sich in der Apotheke ein rezeptfreies Medikament gegen leichtere Beschwerden besorgen, sollten Sie immer gezielt nachfragen, ob das von Ihnen gewünschte Mittel für Schwangere geeignet ist.

Vor jeder Medikamenteneinnahme in der Schwangerschaft den Arzt oder Apotheker fragen!

In der Tabelle auf Seite 104/105 finden Sie zum schnellen Nachschlagen für eine Reihe von Beschwerden rezeptfreie Medikamente, die in der Schwangerschaft erlaubt sind. Außerdem erfahren Sie, was Sie unbedingt beachten müssen, und erhalten weitere Tipps zur Selbstbehandlung.

Ebenfalls aufgeführt sind Medikamente, die in der Stillzeit eingenommen werden dürfen, da deren Wirkstoffe nicht über die Muttermilch an den Säugling weitergegeben werden. Erkundigen Sie sich jedoch stets bei Ihrem Arzt, der Hebamme oder Ihrer Stillgruppe, ob Sie vor der Einnahme eines Mittels abstillen müssen.

Erkrankung	Arzneimittel	Warnhinweis/Tipp
Blasenentzündung	Blasen- und Nierentee Solubitrat	während der Schwangerschaft zum Arzt! Viel trinken
Durchfall	Colina, Elektrolyte, Perenterol	bei länger als zwei Tage dauerndem Durchfall zum Arzt! Dünner schwarzer Tee und Zwieback
Ekzem	Cefabene, bei starkem Juckreiz Fenistil	auf angemessene Hautpflege achten
Erkältung	Meditonsin; Inhalieren mit Kamille	
Fieber	Paracetamol	während der Schwangerschaft zum Arzt! Wadenwickel helfen das Fieber senken
Halsschmerzen	Ipalat-Pastillen zuckerfrei	bei starker Halsentzündung oder eitrigen Mandeln zum Arzt!
Heiserkeit	Neo-Angin zuckerfrei, Ipalat-Pastillen zuckerfrei, Meditonsin; evtl. Gurgeln mit Salzwasser oder Chlorhexidin-/ Hexetidin-Lösung	Halswickel, heiße Zitrone
Heuschnupfen	DHU-Heuschnupfenmittel, Euphorbium comp. Nasenspray	nicht tagsüber, sondern erst nachts lüften; abends die Haare waschen
Husten	Hustenlöser: Bronchicum Hustenstiller: Monapax, Bronchicum pflanzlicher Hustenstiller	viel trinken; bei starkem Hustenreiz zuckerfreie Bonbons lutschen

Bei Heiserkeit hilft auch heiße Zitrone

Erkrankung	Arzneimittel	Warnhinweis/Tipp (Fortsetzung)
Kopfschmerzen	Paracetamol	bei Migräne aus der Apotheke Migränebrille besorgen
Magenbeschwerden	Iberogast	Anis-Fenchel-Kümmeltee, Kamillentee, Pfefferminztee trinken; Wärmflasche auf den Bauch
Nervosität	Baldrianpräparate	autogenes Training anwenden
Reizhusten	Ipalat zuckerfrei	zuckerfreie Bonbons lutschen
Rückenschmerzen	Paracetamol	keine ätherischen Öle! Massage mit Mandelöl; beim Liegen Decke, Rolle oder Kissen unter die Knie legen
Schlafstörungen	Präparate mit Baldrian und/oder Hopfen und/oder Passionsblume	Hausmittel wie warme Milch; abends keine schwere Kost
Schwere, dicke Beine	ab 4. Monat Venoruton intens	Venoruton nicht in der Stillzeit! Beine hochlegen; Stützstrümpfe
Sodbrennen	Präparate mit Calciumcarbonat oder Natrium-hydrogencarbonat, Gaviscon	mit erhöhtem Oberkörper schlafen; trockenes Knäckebrot oder Zwieback essen; Kamillen- oder Pfefferminztee/Wasser ohne Kohlensäure trinken; nicht unmittelbar vor dem Schlafengehen essen oder trinken
Übelkeit	Iberogast	vor dem Aufstehen etwas Brot essen
Verstopfte Nase	Emser Salz Nasentropfen, Rhinomer Nasenspray, isotonische Kochsalzlösung	
Verstopfung	Microklist	viel trinken; frisches Obst und Gemüse essen
Zahnfleisch-entzündung	Chlorhexidin-/Hexetidin-Lösung zum Spülen	gründlich Zähneputzen, Zahnseide benutzen

Versuchen Sie mit autogenem Training gegen Nervosität anzugehen

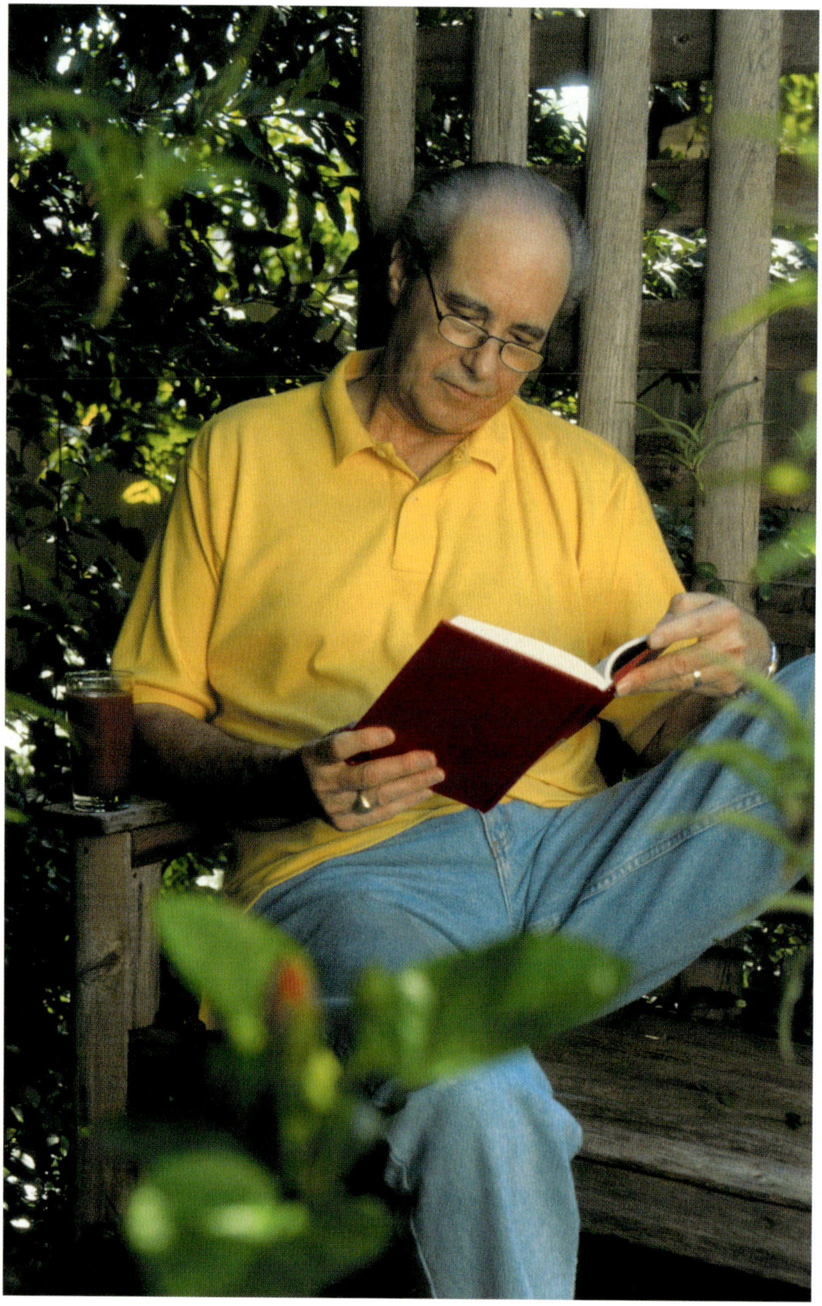

Beschwerden des Mannes

Zu den häufigsten Beschwerden bei Männern ab etwa fünfzig zählen Probleme mit der Prostata. Das walnussgroße Organ, das eine wichtige Rolle bei der Samenproduktion spielt, sitzt genau unter der Blase und umgibt die Harnröhre. Daher beeinflussen Prostatabeschwerden meist die Blasenfunktion.

Prostatavergrößerung

Die Prostata kann sich im Alter vergrößern und dann den Harnfluss behindern oder ganz unterbinden. Wenn sich aufgrund einer Prostatavergrößerung die Blase beim Wasserlassen nicht vollständig entleert, kommt es häufig zum Nachtröpfeln. Falls bei Ihnen solche Beschwerden auftreten, sollten Sie zum Arzt gehen, damit abgeklärt werden kann, ob es sich um eine gutartige oder eine bösartige Vergrößerung der Prostata handelt. Ab dem 45. Lebensjahr hat jeder Mann ohnehin Anspruch auf regelmäßige Früherkennungsuntersuchungen, die auch eine Prostatauntersuchung einschließen. Hat der Arzt bei Ihnen eine gutartige Prostatavergrößerung festgestellt, können Sie mit einigen pflanzlichen Mitteln die Blasenleistung etwas regulieren.

Eine vergrößerte Prostata führt meist zu Schwierigkeiten beim Wasserlassen

Präparate bei gutartiger Prostatavergrößerung

- Cysto-Fink, Prostamed oder Granufink (vorwiegend Kürbis)
- Bazoton (Brennnessel)
- Prostagutt, Prostess (Sägepalmfrüchte)
- Sabal Pentarkan, Prostata-Gastreu (homöopathisch, KM)

Beschwerden im Alter

Die Lebenserwartung der Menschen ist erheblich gestiegen, und dank guter Gesundheitsvorsorge und vernünftiger Lebensweise kann man bis ins hohe Alter vital bleiben. Dennoch kommt es mit dem Alterungsprozess zu einer Reihe von Veränderungen im menschlichen Körper.

Appetitlosigkeit und kein Durst

Im Alter lässt der Appetit häufig nach, und als Folge kann es zu einer Unterversorgung mit Vitaminen und Mineralstoffen kommen. Vor allem wenn Sie keinen Hunger haben, sollten Sie täglich zwei Gläser Saft in Ihren Speisezettel aufnehmen: ein Glas Tomaten- oder Gemüsesaft und ein Glas Fruchtsaft. Trinken Sie diese Säfte als kleine Zwischenmahlzeit, sie sind leicht verdaulich und wohlschmeckend.

Das Essen vorkochen und portionsweise einfrieren – dann sind Mahlzeiten schnell auf dem Tisch

Richten Sie sich außerdem in der Planung Ihres Alltags auf die veränderten Ernährungsgewohnheiten ein:

- Kaufen Sie nur kleine Mengen Lebensmittel ein – sonst müssen Sie drei Tage hintereinander das Gleiche essen, was nicht gerade appetitanregend ist.
- Kochen Sie Gerichte vor und frieren Sie kleine Portionen ein, die dann schnell zubereitet sind, wenn der Magen knurrt. Auch blanchiertes Gemüse können Sie problemlos im Gefrierschrank aufbewahren.
- Um nicht auf altbackenem Brot herumkauen zu müssen, schneiden Sie frisches Brot in Scheiben und frieren Sie es ein. Nimmt man das Brot etwa zwei Stunden vor der Mahlzeit aus dem Tief-

kühlschrank, schmeckt es wie frisch gebacken. Bei Brot lässt sich überdies leicht für Abwechslung sorgen: heute Weißbrot, morgen Schwarzbrot und übermorgen eine Scheibe Dreikornbrot.

- Essen Sie statt drei Hauptmahlzeiten sechs kleine Mahlzeiten über den Tag verteilt.
- Wenn es mit dem Kauen nicht mehr so gut klappt, probieren Sie Gemüsesuppen, gedünsteten Fisch, Hackfleischgerichte oder andere weiche Speisen aus.
- Der Appetit lässt sich auch mit einem Kräutertee anregen: Lassen Sie sich in der Apotheke 20 g Orangenschalen, 10 g Salbeiblätter und 20 g Kalmuswurzel mischen, übergießen Sie einen Esslöffel dieser Mischung mit einer Tasse Wasser, lassen Sie den Tee fünf bis zehn Minuten ziehen und trinken Sie ihn warm eine halbe Stunde vor dem Essen.
- Auch einige Tropfen Orangenschalentinktur (Tinctura Aurantii) aus der Apotheke, eine halbe Stunde vor den Mahlzeiten mit etwas Wasser oder Fruchtsaft eingenommen, regen den Appetit an.

Das Durstgefühl lässt ebenfalls mit den Jahren nach. Reichlich Trinken ist aber auch im Alter sehr wichtig. Eine Reihe von Altersbeschwerden wie Verstopfung, trockene Schleimhäute und Gehirnleistungsstörungen lassen sich auf mangelnde Flüssigkeitsaufnahme zurückführen.

Damit Sie das Trinken nicht vergessen, hier ein paar Tipps:

Regelmäßig trinken lässt sich lernen

- Verteilen Sie jeden Tag in der Wohnung gut sichtbar einige Wasserflaschen.
- Trinken Sie zu jeder Mahlzeit mindestens ein großes Glas Wasser oder verdünnten Fruchtsaft.
- Verbinden Sie bestimmte Beschäftigungen wie Bügeln oder Abwaschen mit der Angewohnheit, sich etwas zu trinken zu holen. Auch wenn Sie sich vor den Fernseher oder mit einem Buch auf die Couch setzen, sollten Sie etwas zum Trinken neben sich stellen.

Wenn das Gedächtnis nachlässt

Im Alter wird das Gehirn nicht mehr so intensiv durchblutet, sodass es zu einem Sauerstoff- und Nährstoffmangel des Gehirns kommen kann. Die Folge ist ein Nachlassen der Gehirnleistung. Die gute Nachricht lautet, dass Sie dagegen etwas unternehmen können!

Bringen Sie mit »Gehirn-jogging« Ihr Gedächtnis auf Trab

- Trainieren Sie Ihr Gehirn, indem Sie beispielsweise Kreuzworträtsel lösen, »Gehirnjogging« (Bücher gibt es im Buchhandel) betreiben, einen Sprachkurs besuchen, an einem Kreativkurs der Volkshochschule wie Malen oder Töpfern teilnehmen, ins Theater, Kino oder Museum gehen, sich in der Nachbarschaftshilfe engagieren u.s.w. Es gibt unzählige Möglichkeiten, die »grauen Zellen« anzuregen und geistig aktiv zu sein – bleiben Sie am Ball.
- Um gut funktionieren zu können, braucht das Gehirn reichlich Flüssigkeit. Auch deshalb gilt wieder: viel trinken (siehe Seite 109)!
- Sie können die Durchblutung des Gehirns fördern, indem Sie zusätzlich Ginkgo-Präparate aus der Apotheke einnehmen.

Wundliegen/Dekubitus

Bei Bettlägrigkeit alles vermeiden, was zusätzlichen Druck auf die Haut ausübt

Bei alten Menschen, die aufgrund einer Erkrankung lange liegen müssen, oder bei ständiger Bettlägrigkeit kommt es häufig zum Wundliegen. Betroffen sind vor allem Hautflächen am Steiß, die Beckenknochen, Fersen und Ellbogen. Durch den lange anhaltenden Druck auf die Hautbereiche verschlechtert sich die Durchblutung, die Haut entzündet sich, und schließlich kann sich bis in die Tiefe ein offenes Druckgeschwür der Haut entwickeln, ein so genannter Dekubitus.
Um Wundliegen und Dekubitus zu verhindern, sollten folgende Maßnahmen ergriffen werden:

- Bettlägrige müssen mehrmals am Tag umgelagert werden.
- Damit durch Falten im Betttuch nicht noch mehr Druckstellen entstehen, sollten Spannbetttücher bevorzugt werden.
- Nachthemden und Schlafanzüge sollten keine harten Nähte, Knöpfe oder Reißverschlüsse besitzen.

Dekubitus am besten mit modernen Wundauflagen behandeln

Falls es bereits zum Dekubitus gekommen ist, müssen die entzündeten Hautbereiche behandelt werden. Sprechen Sie den betreuenden Arzt darauf an. Besonders empfehlenswert zur Behandlung der Druckstellen und Hautgeschwüre sind moderne Wundauflagen (siehe auch Seite 86). Diese müssen nicht so häufig gewechselt werden und gewährleisten ausreichend Wundruhe, sodass die Selbstheilung der Wunde unterstützt wird. Auch bedeutet es für den Patienten eine geringere Belastung, wenn er nur alle zwei Tage einen Verbandswechsel über sich ergehen lassen muss.
Zur Hautpflege bei Dekubitus sind Öl-in-Wasser-Emulsionen geeignet. Eine spezielle Pflegeserie gibt es beispielsweise von Menalind. Erkundigen Sie sich bei der betreffenden Pflegekasse, ob diese die Kosten der notwendigen Produkte bei Dekubitus übernimmt. Meist wird ein Zuschuss gewährt.

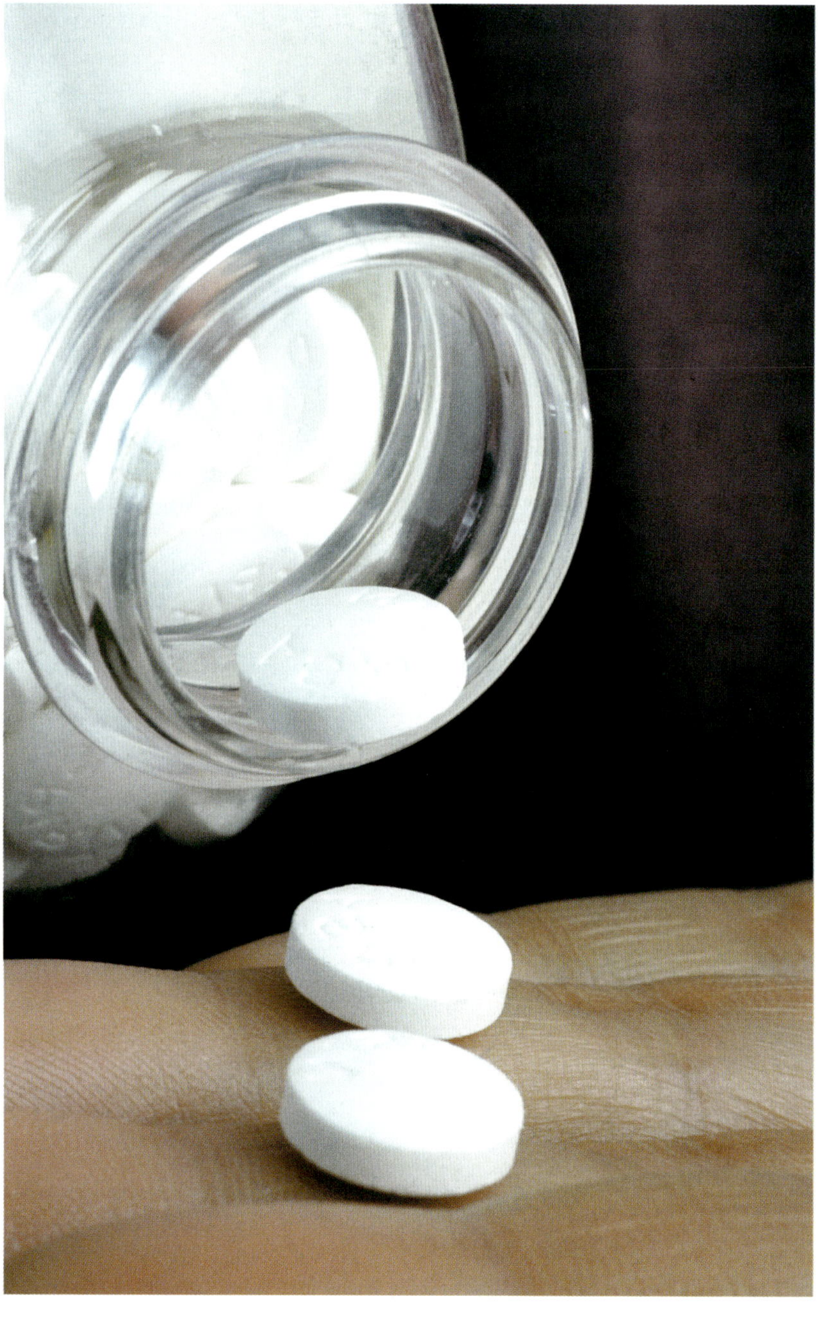

Anhang

Verletzungen im Haushalt, beim Sport und in der Freizeit

Verbrennungen und Verbrühungen

- Faustregel: Bei allen Verbrennungen oder Verbrühungen, die größer als der Handteller der betroffenen Person sind, sollte der Arzt aufgesucht werden.
- Leichte kleinflächige Verbrennungen und Verbrühungen einige Minuten unter fließendem kaltem Wasser kühlen. Das lindert sowohl die Schmerzen als auch die Rötung.
- Falls Kleidung über den Wunden liegt, diese nur dann entfernen, wenn sie nicht mit der Wunde verklebt ist. Falls Sie unsicher sind, besser die Kleidung nicht entfernen.
- Offene Brandwunden mit Brandwundentuch, goldener Erste-Hilfe-Folie oder Leinentuch abdecken. **Nie** Kompressen, Verbände, Mullbinden oder Pflaster verwenden, diese verkleben mit der Wunde! Auch keine Desinfektionslösungen auftragen oder Hausmittel wie Öl, Schmalz oder anderes Fett auf die Wunde streichen, ebenso nicht mit Mehl bestäuben.

Kein Fett auf offene Brandwunden!

- Bei offenen Brandwunden unverzüglich den Arzt aufsuchen, eventuell Notarzt mit Hinweis auf Brandwunden rufen.
- Bei Blasenbildung von mehr als 2 cm Durchmesser den Arzt aufsuchen; Blasen nicht aufstechen.
- Bei allen Verbrennungen im Genitalbereich unverzüglich den Arzt aufsuchen.
- Bei größeren Brandwunden darf der Körper keine Wärme verlieren. Deshalb den Betroffenen mit einer Decke zudecken, die aber nur locker aufliegen, keinen Druck verursachen und nicht mit den Wunden verkleben darf.

Insektenstiche

- Die betroffenen Hautstellen kühlen.
- Bei Stichen im Mund umgehend den Arzt aufsuchen; in der Zwischenzeit Eiswürfel lutschen.
- Insektenstich-Allergiker unverzüglich den Arzt aufsuchen.
- Bei mehreren Bienenstichen/Wespenstichen zum Arzt gehen.
- Wenn Fieber, Kreislaufprobleme oder andere Beschwerden auftreten, zum Arzt gehen.
- Zum Stillen des Juckreizes Fenistil oder Soventol (ohne Kortison) als Gel auftragen; auch für Kinder geeignet.

Schnittwunden

Tiefe Wunden müssen vom Arzt versorgt werden

- Wunden unter fließendem kaltem Wasser reinigen, trockentupfen und Pflaster anlegen.
- Wunden eventuell mit Betaisodona o. Ä. desinfizieren.
- Bei klaffenden Wunden zum Arzt gehen. Während des Transports Druckverband anlegen: sterile Kompresse auf die Wunde, dann eine aufgerollte Mullbinde oder ein gerolltes Handtuch auf den Bereich der Wunde legen und mit einer Idealbinde oder elastischen Mullbinde mit ausreichend Druck fixieren.

Schürfwunden

- Wunden unter fließendem kaltem Wasser reinigen.
- Wunden eventuell mit Betaisodona o. Ä. desinfizieren.
- Bei Schmerzen mit einer Kühlkompresse oder Eiswürfeln kühlen; Kühlkompresse bzw. Eis nie direkt auf die Haut geben, sondern vorher in ein Tuch einschlagen.
- Bei kleinen Wunden normales Pflaster, bei größeren Schürfwunden spezielle »Pflaster« wie z. B. Tegaderm verwenden. Diese legen sich hautähnlich über die Wunde und verkleben nicht.

Prellungen, Blutergüsse und Beulen

- Zum Desinfizieren Betaisodona verwenden.
- Verletzung mit Eiswürfeln oder Kühlkompresse kühlen. Kühlkompresse bzw. Eis nie direkt auf die Haut geben, sondern vorher in ein Tuch einschlagen.
- Zur Schmerzlinderung ein kühlendes Gel auftragen, beispielsweise Mobilat oder Reparil.

Kälte lindert Schmerzen

Verstauchungen, Zerrungen und Sehnenverletzungen

Erstversorgung nach der **PECH**-Regel:

1. **P**ause: ruhig stellen.
2. **E**is: kühlen; Kühlkompresse bzw. Eis nie direkt auf die Haut geben, sondern vorher in ein Tuch einschlagen.
3. **C**ompression: Kompressionsverband anlegen; geht mit Idealbinde.
4. **H**ochlagern: über Herzhöhe lagern, damit sich das Blut nicht staut.

Um Sehnenrisse oder Brüche auszuschließen, sollten Sie nach der Erstversorgung den Arzt aufsuchen.

Vergiftungen

Folgende Angaben benötigen Arzt, Apotheker oder Giftinformationszentrale im Vergiftungsfall:

- Alter und Gewicht der Person?
- Womit hat sich die Person vergiftet?
- Wie viel Gift hat die Person aufgenommen?
- Welche Beschwerden hat die Person? Ist sie bewusstlos, ansprechbar?
- Was haben Sie bereits unternommen?
- Hat die Person Grunderkrankungen?

Erste Hilfe bei Vergiftungen: Was tun, was lassen?

- Wenden Sie sich sofort an die zuständige Giftinformationszentrale, wenn es zu einer Vergiftung gekommen ist oder der Verdacht auf eine Vergiftung vorliegt. Geben Sie die notwendigen Informationen an (siehe Seite 115), und befolgen Sie die telefonischen Ratschläge zur weiteren Vorgehensweise.
- Stellen Sie Reste der Substanz, die die Vergiftung verursachte, ebenso leere Behältnisse oder Erbrochenes sicher, damit der Nachweis des Giftes schnell erfolgen kann.
- Versuchen Sie auf keinen Fall, bei einer Person, die eine giftige Substanz geschluckt hat, Erbrechen auszulösen. Vor allem bei Bewusstlosigkeit besteht sonst Erstickungsgefahr!
- Eine Zufuhr von Salzwasser, wie früher häufig empfohlen, ist strengstens untersagt, da die Gefahr einer Kochsalzvergiftung besteht.
- Ist die Haut mit einer giftigen Substanz in Berührung gekommen, sollte als Erstes eventuell verunreinigte Kleidung entfernt werden. Anschließend die Haut gründlich mit fließendem Wasser waschen.
- Sind die Augen betroffen, müssen sie mit reichlich handwarmem Wasser ausgespült werden.

Vergiftungen bei Kindern vorbeugen

- Haushaltsreiniger, Chemikalien und alle anderen gefährlichen und giftigen Substanzen niemals herumstehen lassen.
- Am besten nur Behältnisse mit (Kinder-)Sicherheitsverschluss verwenden.
- Sämtliche gefährlichen und giftigen Substanzen in einem verschlossenen Schrank bzw. an einem für Kinder unzugänglichen Platz aufbewahren.

Adressen der Informationszentren für Vergiftungsfälle

Markieren Sie sich am besten die für Sie zuständige Informationszentrale für Vergiftungen, dann brauchen Sie im Notfall nicht lange danach zu suchen!

Berlin
Giftberatung Klinikum Rudolf Virchow
Humboldt-Universität Berlin
Abt. Innere Medizin
Augustenburger Platz 1
13353 Berlin
Tel.: 0 30/4 50-5 35 55
Fax: 0 30/45 05 39 09

Beratungsstelle für Vergiftungserscheinungen
und Embryonaltoxikologie
(ITOX im BBGes)
Spandauer Damm 130
14050 Berlin
Tel.: 0 30/1 92 40
Fax: 0 30/30 68 67 21

Bonn
Informationszentrale gegen Vergiftungen
Zentrum für Kinderheilkunde der Rheinischen
Friedrich-Wilhelms-Universität Bonn
Adenauerallee 119
53113 Bonn
Tel.: 02 28/2 87-32 11 oder 33 55
Fax: 02 28/2 87 33 14

Erfurt
Giftnotruf Erfurt
Gemeinsames Giftinformationszentrum der Länder
Mecklenburg-Vorpommern, Sachsen, Sachsen-Anhalt
und Thüringen
Klinikum Erfurt
Nordhäuser Straße 74
99089 Erfurt
Tel.: 03 61/73 07 30
Fax: 03 61/7 30 73 17

Freiburg
Informationszentrale für Vergiftungen
Universitäts-Kinderklinik Freiburg
Mathildenstraße 1
79106 Freiburg
Tel.: 07 61/1 92 40
Fax: 07 61/2 70 44 57

Göttingen
Giftinformationszentrum Nord der Länder
Bremen, Hamburg, Niedersachsen,
Schleswig-Holstein (GIZ-Nord)
Georg-August-Universität Göttingen
Zentrum Pharmakologie und Toxikologie
der Universität
Robert-Koch-Straße 40
37075 Göttingen
Tel.: 05 51/1 92 40
Fax: 05 51/3 83 18 81

Homburg/Saar
Informations- und Beratungszentrum für Vergiftungsfälle
Klinik für Kinder- und Jugendmedizin
66421 Homburg/Saar
Tel.: 0 68 41/1 92 40
Fax: 0 68 41/16 83 14

Mainz
Beratungsstelle bei Vergiftungen
Universitätsklinikum
Klinische Toxikologie
Langenbeckstraße 1
55131 Mainz
Tel.: 0 61 31/1 92 40
Fax: 0 61 31/17 66 05

München
Giftnotruf München
Toxikologische Abteilung der
II. Medizinischen Klinik Rechts der Isar
der Technischen Universität München
Ismaninger Straße 22
81675 München
Tel.: 0 89/1 92 40
Fax: 0 89/41 40 24 67

Nürnberg
II. Medizinische Klinik des Städtischen Klinikums
Toxikologische Intensivstation
Flurstraße 17
90419 Nürnberg
Tel.: 09 11/3 98 0
Fax: 09 11/3 98 24 51

Einige wichtige Messwerte

Ein Tropfen Blut reicht zur Messung aus

Blutwerte
Normalwerte einiger wichtiger Blutwerte

Blutzucker (Glukose)	nüchtern: 55–100 mg/dl nach Mahlzeit: < 140 mg/dl
Cholesterin	bis etwa 200 mg/dl
HDL	> 65 mg/dl
LDL	< 150 mg/dl
Triglyzeride	35–180 mg/dl
Kreatinin	0,7–1,5 mg/dl
Harnsäure	Frauen: 2,5–5,9 mg/dl Männer: 3,5–7,1 mg/dl

Körpertemperatur
Einteilung der Temperaturwerte

normal	36–37,7 °C
leicht erhöhte Körpertemperatur	37,8–38 °C
Fieber	38,1–39 °C
hohes Fieber	39,1–41 °C
kritisches Fieber	über 41 °C

Blutdruck
Normwerte für Gesunde ohne Grunderkrankungen wie Diabetes u. a.

bis 64 Jahre	140/90 mm Hg
ab 65 Jahre	160/90 mm Hg

Tipps zum richtigen Umgang mit Arzneimitteln

Was allgemein zu beachten ist

- Arzneimittel gehören nie in Kinderhände! Räumen Sie deshalb Arzneimittel sorgfältig weg. Lassen Sie nichts im oberen Regalfach im Kinderzimmer liegen, auch wenn das Kind diese Höhe normalerweise noch nicht erreichen kann.
- Lagern Sie Arzneimittel wie trockene Lebensmittel, also kühl (unter 20 °C) und trocken. Achten Sie auf spezielle Hinweise zur Lagerung auf den Medikamentenpackungen. Antibiotikasäfte können im Kühlschrank aufbewahrt werden, der Insulinvorrat gehört in das Gemüse- oder in ein zugedecktes Kühlschrankfach. Aber auch hier gilt: Die Mittel dürfen nicht in Kinderhände gelangen!
- Einige Arzneimittel müssen vor Gebrauch geschüttelt werden. Dies kann beispielsweise auch für Nasen- und Augentropfen gelten. Lesen Sie daher die Informationen auf dem Beipackzettel aufmerksam durch.

Immer gründlich den Beipackzettel studieren

Nachfolgend finden Sie einige Hinweise zu den einzelnen Arzneiformen.

Tabletten und Kapseln

- Tabletten und Kapseln nehmen Sie mit aufgerichtetem Oberkörper ein. Im Liegen oder nur halb aufgerichtet kann die Tablette oder Kapsel in der Speiseröhre stecken bleiben.
- Zum Einnehmen ist ein großes Glas mit Leitungswasser, stillem Mineralwasser oder kaltem Tee am besten geeignet. Mit Milch, Alkohol, stark kohlensäurehaltigen oder warmen Getränken sollten Sie weder Tabletten noch Kapseln einnehmen.
- Tabletten sind nur dann teilbar, wenn Sie eine Bruchkerbe aufweisen. Teilen Sie nur solche Tabletten; bei Tabletten ohne Bruchkerbe kann es sonst zu einem Wirkungsverlust kommen.

Brausetabletten und Trinktabletten

Aufgelöste Tabletten nicht stehen lassen

Brause- und Trinktabletten werden in Wasser aufgelöst. Verwenden Sie keine anderen Getränke. Die meisten Arzneistoffe sind in Wasser aufgelöst nicht sehr lange haltbar, deshalb sollten Sie die Lösung unmittelbar nach dem Auflösen trinken.

Zäpfchen

- Vor dem Einführen des Zäpfchens sollten Sie Stuhlgang gehabt haben. Bei Säuglingen lässt sich mit dem Fieberthermometer der Reiz zum Entleeren des Darms auslösen.
- Zäpfchen sind wärmeempfindlich. Legen Sie daher im Sommer die Zäpfchen etwa ein bis zwei Stunden vor Gebrauch in das Gemüsefach des Kühlschranks.
- Gerade bei Kindern ist das schmerzfreie Einführen wichtig: Das Zäpfchen mit der stumpfen Seite voran einführen.

Säfte, Lösungen, Suspensionen und andere Flüssigkeiten

- Verwenden Sie bei Säften und Co. immer den beiliegenden Messlöffel oder Messbecher.
- Auf der Flasche finden Sie den Hinweis, ob der Saft vor Gebrauch geschüttelt werden muss.
- Bei den so genannten Trockensäften müssen Sie das Medikament vor Gebrauch erst herstellen. Füllen Sie dazu das Pulver bis zur Markierung des Messbechers oder der Flasche mit kaltem Leitungswasser auf. Es ist nicht notwendig, das Wasser vorher abzukochen. Nach dem Auffüllen gut schütteln, damit sich das Pulver vollständig auflöst.

  Nachdem sich der Schaum aufgelöst hat, kontrollieren Sie, ob der Saft bis zur Markierung aufgefüllt ist. Falls notwendig, füllen Sie noch entsprechend Wasser auf. Manchmal müssen solche Säfte im Kühlschrank aufbewahrt werden. Lesen Sie dazu unbedingt im Beipackzettel nach.

- Bei Tropfen lesen Sie im Beipackzettel nach, ob zum Herausträufeln die Flasche auf den Kopf gestellt oder halb schräg gehalten werden muss.
  Wenn Sie schlecht sehen oder zittrig sind, können Sie die Tropfen in einen leeren Joghurtbecher fallen lassen, den Sie festhalten. Sie hören dann die einzelnen Tropfen in den Becher fallen und können einfach mitzählen.

Ohrentropfen

- Wärmen Sie das Fläschchen mit den Ohrentropfen in der Hand an; die Tropfen sollten beim Einträufeln körperwarm sein.
- Zum Einträufeln den Kopf schräg legen und einen Tropfen in den Gehörgang geben. Wenn die Ohrentropfen in beide Ohren eingeträufelt werden müssen, warten Sie einen Moment, bis sich der Tropfen im einen Ohr verteilt hat und nicht mehr herauslaufen kann. Dann träufeln Sie einen Tropfen in das andere Ohr. Sie können den Gehörgang auch mit ein wenig Ohrwatte abdichten.

Tropfen für Ohren, Nase und Augen sollten vor der Anwendung Körperwärme haben

Nasentropfen und Nasensprays

- Bevor Sie Nasentropfen oder Nasensprays anwenden, schnäuzen Sie.
- Tropfen oder Spray sollten körperwarm sein; dazu wärmen Sie die Flasche in der Hand an.
- Um die Nasentropfen einzuträufeln, legen Sie den Kopf leicht in den Nacken und geben einen Tropfen in jedes Nasenloch. Danach den Kopf gerade halten, damit die Nasentropfen nicht in den Rachen laufen.

- Bei der Anwendung von Nasenspray halten Sie den Kopf gerade. Atmen Sie leicht durch die Nase ein, während Sie das Spray einsprühen. Geben Sie einen Sprühstoß in jedes Nasenloch.
- Jeder Schnupfenpatient sollte eine eigene Flasche verwenden. Nach der Erkältung die Flasche entsorgen.

Augentropfen

- Bevor Sie Augentropfen anwenden, immer die Hände gut waschen.
- Augentropfen sind nur begrenzt haltbar. Vier bis sechs Wochen nach Anbruch (Beipackzettel beachten!) dürfen die Tropfen nicht mehr verwendet werden. Am besten schreiben Sie das Öffnungsdatum auf die Packung.
- Augentropfen sollten körperwarm sein, bevor sie in das Auge geträufelt werden. Wärmen Sie deshalb das Fläschchen kurz in der Hand an.
- Legen Sie den Kopf zurück und träufeln Sie einen Tropfen in den Augenwinkel. Dann blinzeln und die Augäpfel bei geschlossenen Lidern rollen, damit sich die Tropfen gut im Auge verteilen.

Salben, Cremes, Gele und Pasten

Händewaschen nicht vergessen!

Arzneimittel, die man auf die Haut aufbringt, werden im Allgemeinen zwei- bis dreimal täglich dünn aufgetragen (Beipackzettel beachten!). Enthält das Medikament Wirkstoffe, sollten Sie nach der Anwendung immer die Hände waschen.

Puder

- Puder wendet man bei Hauterkrankungen mit Juckreiz an.
- Streuen Sie den Puder dünn auf die betroffenen Hautstellen. Puder darf nie auf nässende Wunden oder offene Haut gestreut werden, da sonst die Wundheilung gestört wird.

Puder nie auf offene Wunden!

Vaginaltabletten, Vaginalkapseln und Vaginalcremes

- Vaginaltabletten vor dem Einführen in Wasser tauchen, damit sie gut gleiten. Bei Vaginalkapseln oder -zäpfchen ist dies im Allgemeinen nicht notwendig.
- Diese Arzneimittel wegen der längeren Verweildauer am besten unmittelbar vor dem Schlafengehen anwenden.
- Für Cremes gibt es Applikatoren, die zunächst auf die Tube gesetzt und dann durch Druck auf die Tube mit der Creme gefüllt werden. Dann führen Sie den Applikator in die Scheide ein und schieben den Kolben zurück. In der Schwangerschaft sollten Sie keine Applikatoren benutzen.
- Zur äußerlichen Anwendung wird die Creme zwei- bis dreimal täglich dünn aufgetragen.

Die Hausapotheke

Eine Hausapotheke ist unentbehrlich, um sich bei einfachen Beschwerden wie etwa Fieber, Schmerzen, Erkältung oder Durchfall, bei Insektenstichen und bei kleineren Verletzungen rasch helfen zu können. Die in der Tabelle auf Seite 127 aufgeführten Medikamente sollten mit den auf der nächsten Seite genannten Utensilien als »Standardausrüstung« in der Hausapotheke verfügbar sein. Natürlich muss auch ein Fieberthermometer stets griffbereit sein. Nicht in die Hausapotheke gehören dagegen Reste von Arzneimitteln, die Ihnen der Arzt irgendwann einmal verordnet hat. Selbst-

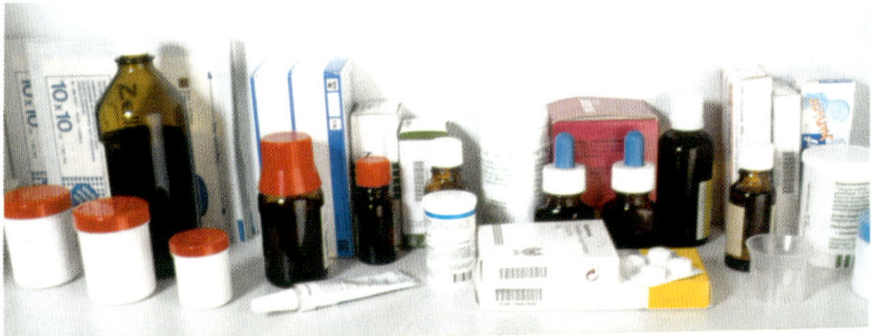

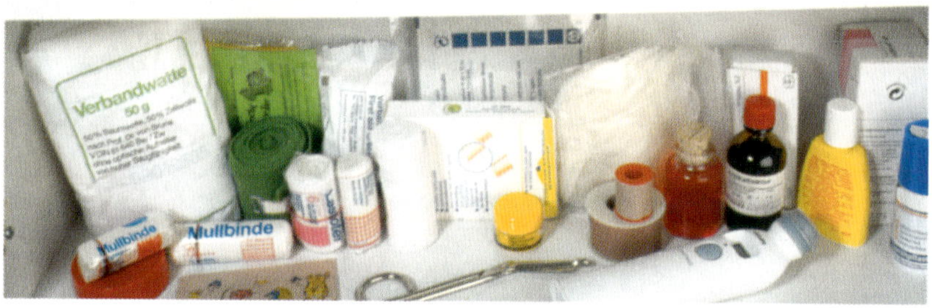

Die Hausapotheke kindersicher aufbewahren!

verständlich müssen alle Medikamente, die sich in der Hausapotheke befinden, regelmäßig durchgeschaut und nach Ablauf des Haltbarkeitsdatums ausgetauscht werden. Wie schon an anderer Stelle ausdrücklich betont, gilt auch für die Hausapotheke, dass die Medikamente an einem für Kinder unzugänglichen Ort aufbewahrt werden müssen. Damit im Ernstfall das passende Mittel ohne langes Suchen gleich zur Hand ist, sollten Sie die Packungen mit Hinweisen wie »Für Fieber« oder »Bei Durchfall« versehen.

Für Allergiker gibt es spezielle Pflaster

Was gehört sonst noch in die Hausapotheke?

Wunddesinfektionsmittel, z.B. Betaisodona; kühlendes und den Juckreiz stillendes Gel bei Hautallergien, Insektenstichen, Brandwunden, z. B. Soventol oder Fenistil; Mullbinden (6 cm und 8 cm); elastische Binde (6 cm und 8 cm); Idealbinde (8 cm) plus Verbandsklammern; Pflaster als Strips und zum Zuschneiden (evtl. Spezialpflaster für Allergiker); sterile Kompressen (10 x 10 cm); Brandwundenverbandtuch; Schere und Pinzette.

Was in die Hausapotheke gehört

Beschwerden	Medikamente
Fieber/Schmerzen	Paracetamol-Zäpfchen (Dosierung altersgemäß) bzw. Paracetamol-Tabletten (z. B. ben-u-ron) oder Paracetamol-Präparate von ratiopharm
Halsschmerzen	Lutschtabletten wie Dobendan oder Neo-Angin zuckerfrei
Schnupfen	**Säuglinge:** Babix, spezielle Nasentropfen für Säuglinge; Pinimenthol o. Ä. für Säuglinge und Kleinkinder **Kleinkinder:** altersgemäße Nasentropfen, z. B. von Otriven, Olynth; Pinimenthol o. Ä. für Säuglinge und Kleinkinder **Kinder ab 6 Jahre:** altersgemäße Nasentropfen oder Nasenspray, z. B. von Olynth, Otriven; Pinimenthol o. Ä. **Erwachsene:** Nasentropfen oder Nasenspray, z.B. von Olynth, Otriven; Pinimenthol o. Ä.
Husten	Hustensaft, z. B. Ambroxol oder Efeuextrakt (für Kinder) bzw. Tabletten oder Kapseln mit Ambroxol
Magenbeschwerden	**zum Abbinden der Magensäure bei Sodbrennen:** Kau- oder Lutschtabletten, z. B. Talcid oder Gelusil Lac **bei Übelkeit:** Iberogast-Tropfen **bei Blähungen:** Dimeticon oder Simethicon als Tropfen (für Kinder) oder Tabletten **bei Durchfall:** Oralpädon o. Ä. (Elektrolytpräparat), Kohlepräparat oder Kaoprompt (für Kinder, Schwangere, Stillende), Imodium oder anderes Loperamid-haltiges Präparat (für Erwachsene), Uzara (pflanzlich) **bei Verstopfung:** Milchzucker, Microklist (Klistier)

Überprüfen Sie regelmäßig das Haltbarkeitsdatum der Medikamente

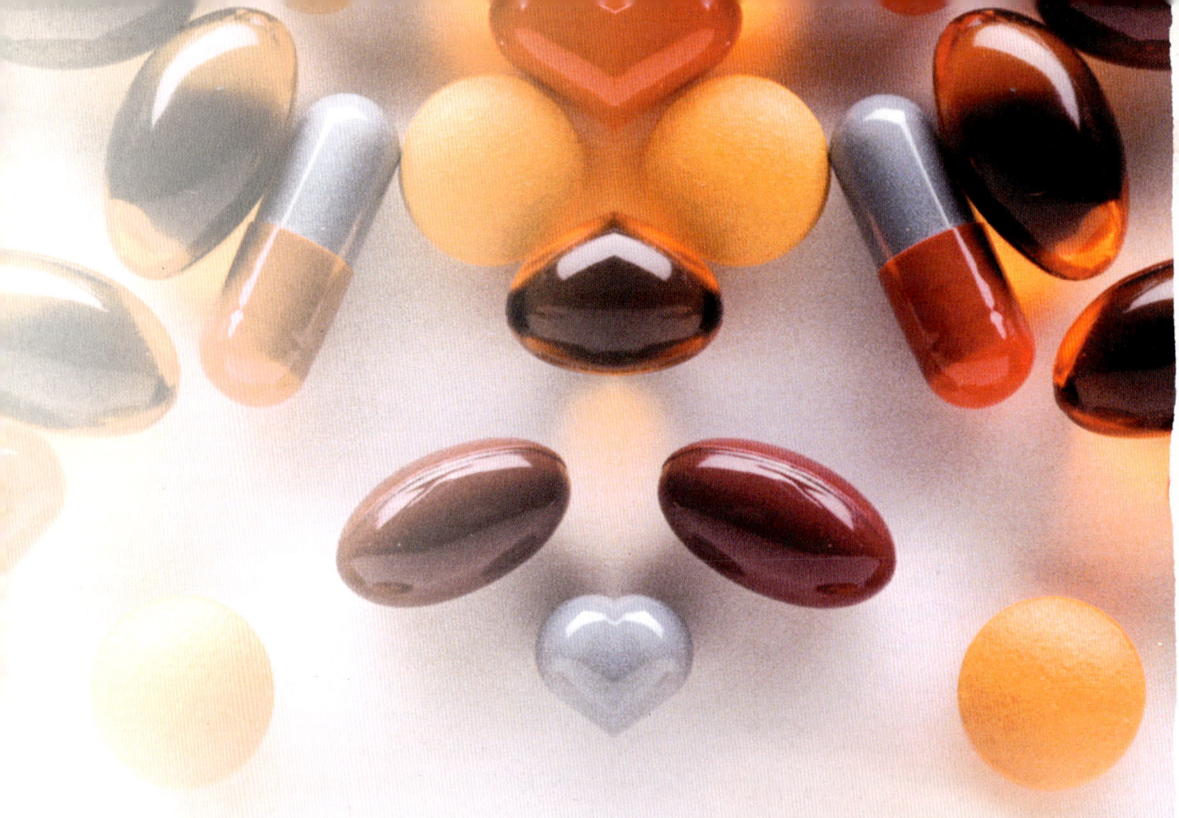

Bildnachweis:
P. Bourrier 17, 62, 95, 97
Mosaik Verlag/Ziegler 41, 60
U. Niehoff 126
PhotoDisc 4, 8, 15, 24, 35, 37, 48, 50, 55, 70, 74, 76, 78, 81, 85, 90, 102, 106, 112
Reinhard Tierfoto 28

Redaktion: Annette Baldszuhn
Bildakquisition: Elisabeth Franz
Einbandgestaltung: Heinz Kraxenberger
Einbandfotos: Bildarchiv Kraxenberger

in der Verlagsgruppe Bertelsmann GmbH / 5 4 3 2 1
Satz: Buch-Werkstatt GmbH, Bad Aibling
Druck: Alcione, Trento
Bindung: Ecoprint, Lavis-Trento
Printed in Italy
ISBN 3-576-11411-4